U0307059

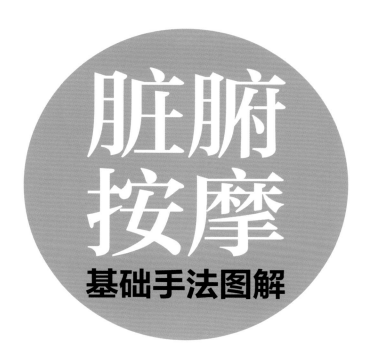

脏腑按摩
基础手法图解

主　编：王海龙

副主编：赵　鹏　陈　勇

编　委（按姓氏笔画排序）
　　　　王　钲　刘本勇　李　欣
　　　　林　彬　易　锦　姜存旺

模　特：程　铭

摄　影：熊慧敏

人民卫生出版社

图书在版编目（CIP）数据

脏腑按摩基础手法图解 / 王海龙主编. —— 北京：
人民卫生出版社，2018

ISBN 978-7-117-27178-3

Ⅰ.①脏… Ⅱ.①王… Ⅲ.①脏腑－按摩疗法（中医）
－图解 Ⅳ.①R244.1-64

中国版本图书馆 CIP 数据核字（2018）第 157991 号

人卫智网	**www.ipmph.com**	医学教育、学术、考试、健康， 购书智慧智能综合服务平台
人卫官网	**www.pmph.com**	人卫官方资讯发布平台

脏腑按摩基础手法图解

主　　编：王海龙
出版发行：人民卫生出版社（中继线 010-59780011）
地　　址：北京市朝阳区潘家园南里 19 号
邮　　编：100021
E - mail：pmph @ pmph.com
购书热线：010-59787592　010-59787584　010-65264830
印　　刷：北京画中画印刷有限公司
经　　销：新华书店
开　　本：710×1000　1/16　　印张：10.5
字　　数：177 千字
版　　次：2018 年 8 月第 1 版　2019 年 4 月第 1 版第 2 次印刷
标准书号：ISBN 978-7-117-27178-3
定　　价：56.00 元

打击盗版举报电话：010-59787491　　E-mail：WQ @ pmph.com
（凡属印装质量问题请与本社市场营销中心联系退换）

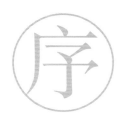

脏腑按摩是中医文化的宝贵遗产，是中医按摩重要的组成部分，但目前对于脏腑按摩手法的总结论著尚不多见。这本脏腑按摩手法专著，在一定程度上填补了脏腑按摩手法研究方面的空白。

本书将130余种脏腑按摩手法，分部位、按类别逐一呈现，紧贴临床，适合按摩医生的阅读习惯。脏腑按摩手法，意会多于外显，其中的功力与技巧是很难用文字表达的，这也是此类书籍并不多见的原因之一。这本书文字优美，虽字数不多，却体现着一种娓娓道来、行云流水般的叙述风格，中医文化气息浓烈。

本书对脏腑按摩基础手法进行了系统挖掘与整理，从"基本操作""特点与功效""操作技巧"三方面详加阐述，充分体现了脏腑按摩在技术上的特色与优势，并由此从手法技术角度反映出中医脏腑按摩的博大与精深。中医脏腑按摩流派众多、手法多样，这本书通过科学的、适于临床的分门别类和"中医式"的阐述，初步实现了脏腑按摩手法的体系化，是一个很好的尝试。

北京按摩医院有着60年深厚的技术积累与文化积淀，在此学习和工作的王海龙医师，克服视障的重重困难，潜心研究脏腑按摩20余年，充分发挥视障同志触觉灵敏、手法细腻的特点，带领北京按摩医院脏腑按摩团队对脏腑按摩开展了较为深入的研究。这本书是他们长期临床实践和思考总结的成果。我从那灵动的文字和精美的图片中看到了他们的热情与沉静，对于脏腑按摩的热爱和基于中医文化的静心求索，令我甚是欣喜。

本书内容丰富，见解精辟，制作精美，编写细致，是一本非常适合按摩专业人士阅读的书，也是脏腑按摩初学者的好教材，我真诚推荐并乐为之序。

中华中医药学会推拿分会秘书长　孙武权

2018 年 7 月

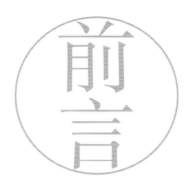

前言

　　为了更好地继承中医脏腑按摩，挖掘和整理传统中医按摩在内、妇、五官科疾病治疗中的理论与技术，北京按摩医院于 2016 年成立了脏腑按摩工作室。工作室成立以来，开展了大量的脏腑疾病临床治疗、手法收集整理、按摩理论研究工作，并形成了一支专业的脏腑按摩学术团队。作为首要任务之一，我们对目前北京按摩医院临床常用的脏腑按摩手法进行了广泛的收集，并加以规范的分类、表述和图片拍摄，形成了这本《脏腑按摩基础手法图解》。

　　本书所载脏腑按摩手法，以北京按摩医院脏腑按摩工作室常用手法为主，广泛收集整理院内十余名副主任医师以上高年资专家的特色手法，并征求他们的意见，力求全书能够体现北京按摩医院成立 60 年来在脏腑按摩方面的手法技术特色，力求系统、完整、实用。尤其北京按摩医院两位名老中医王友仁主任医师和师瑞华主任医师，为本书的编写提出了大量的宝贵意见，并在编写过程中给予指导，在此致谢！

　　本书重在表述脏腑按摩手法的临床技术特色，共计手法 136 种，各手法均按基本操作、特点与功效、操作技巧三方面进行细致表述，表达清晰，内容完整，实用性强。本书的一大特色是以操作部位为主线，从脏腑按摩以躯干头面操作为主的特色出发，分头面部、胸部、腹部、背腰部和脊柱矫正技术等几方面进行手法介绍，临床操作性强，具有较好的实践指导意义。

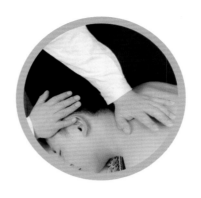

　　本书旨在介绍脏腑按摩基础手法，突出其临床实用性和技巧性。各部位手法依据现在通行的摆动类、挤压类、摩擦类、振动类、叩击类、运动关节类的手法分类进行归类和命名，条理清晰，科学实用。同时，这种按部位、分类别的方式能够集中体现手法的多样性，并使读者对于手法与操作部位的不同配伍下各自的技术特点与功效有了更为直观的认识，提高了本书的深度与广度。为便于读者理解，全书对每一手法均配有图片，与详细的文字表述相结合，相得益彰。

　　本书的另一大特色就是增加了脏腑按摩练功章节，将传统脏腑按摩手法训练从练气、练功、练技三方面加以介绍，文字表述详尽，图片清晰，使得本书内涵更为丰富。传统脏腑按摩注重内在的修炼和功力的培养，这些练习方法均是长期实践证明行之有效、简便易行的。脏腑按摩医师如能依法练习，既可以逐步提高手法功力，又是对自身健康的保护。

　　本书注重从临床实际出发，保持和传承中医脏腑按摩在手法上的特点，能够较为全面和系统地反映北京按摩医院在脏腑按摩技术上的特色，适于按摩临床医师学习和交流使用，是中医按摩专业教学，以及中医保健按摩从业者、中医爱好者的适用读本。

　　本书编写过程中得到了北京按摩医院赖伟院长等多位院科两级领导的大力支持，在此表示衷心感谢！

　　由于水平所限，书中难免存在缺点与不足，敬请专家、同行和读者提出宝贵意见。

编者

2018 年 5 月

目录

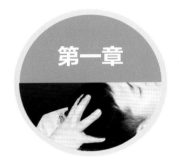

第一章 头面颈项部手法

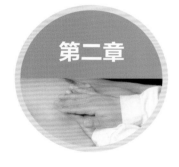

第二章　胸部手法

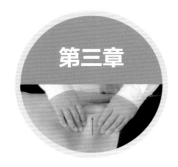

第三章　腹部手法

第四章　背腰部手法

第五章　脊柱矫正技术

第六章　练功术

绪论

一、概念与分类

（一）脏腑按摩相关概念

按摩是中医重要临床疗法之一，有着悠久的历史和独特技法。作为中医临床学科，按摩疗法既能独立治疗疾病，又可以综合调理机体内在功能；既具立竿见影的功效，解除患者的痛苦，又能养生防病，具有重要的保健强身作用。

按摩是运用各种手法，包括主、被动肢体运动，作用于人体相应部位或穴位上，用以治疗和预防疾病、保健养生的一种中医外治疗法，属中医外治法范畴。中医的内、外、妇、儿、骨伤与五官等临床各科中许多疾病都可以运用按摩方法进行治疗。概言之，按摩是通过手法，作用于人体体表部位后所产生的局部和全身两大效应而产生治疗作用的。局部的直接作用包括活血化瘀、理筋整复、松解粘连、矫正骨关节和软组织解剖位置的异常等；另一方面，手法对人体经络、腧穴、脏腑、形体的有效刺激，可产生对脏腑及与之相关的经络系统的整体调整、平衡作用；能够影响气血、津液、营卫，以及精神、情志等生理活动和病理状态，因而发挥对全身的调治作用。

所谓脏腑按摩，就是指在中医脏腑学说和经络学说指导下，运用按摩手法作用于人体躯干为主的特定部位，以治疗因脏腑功能失调导致的内科、妇科以及五官科等病证的中医外治疗法，是中医按摩疗法中的一个重要分支。简而言之，正如伤科按摩主要用以治疗颈肩腰腿痛一类的软

1

组织损伤和骨关节损伤疾病、小儿按摩主要用以治疗儿科诸病证一样，脏腑按摩是用以治疗内科、妇科、五官科疾病的按摩疗法，它们共同构成了中医按摩治疗学。

（二）按摩手法的概念与分类

按摩手法是指医生施行按摩治疗时所采用的特殊的操作技能，通常以手、腕、肘、前臂、足、头、胸等部位，按照一定的技术要求施加于患者身体，从而实现防治疾病的目的，因为手部的运用最多，所以统称之为手法。

按摩手法是按摩疗法用以治疗预防疾病的主要手段，按摩医生手法技能的高低是决定疗效优劣的核心因素之一，因此，中医按摩形成了一个独立的学科，按摩手法学，与按摩基础理论、按摩治疗学、按摩养生等学科一起构成了中医按摩学科体系。

按摩手法历史悠久，门派众多，古今文献所载手法近四百种，这些手法在操作方式、动作技巧、发力方式、医疗效用各个方面均各有特色、各有不同。经过归纳与整理，现今按摩手法学认为，不同的运动形式是产生不同手法效应的基础，而特定的动作方式构成了手法的技巧性。据此，分析和区别不同运动形式，按摩手法有了较为清晰和规范的分类。包括：

摆动类：主要以前臂的主动运动带动腕关节左右摆动来完成手法操作过程的一类手法。如一指禅推法、㨰法、揉法等。

摩擦类：手法操作过程中，着力部位与被治疗部位皮肤表面之间产生明显摩擦的一类手法。如摩法、擦法、推法、抹法、搓法等。

振颤类：术者以特定的肌肉活动方式使被治疗者相应部位产生明显振动感的一类手法。如振法、颤法、抖法等。

挤压类：单方向垂直向下用力或两个方向的力相对作用的一类手法。如按法、压法、点法、捏法、拿法、捻法、拨法等。

叩击类：以一定的节律富有弹性地击打机体表面的一类手法。如拍法、击法、叩法等。

运动关节类：运用一定的技巧在生理范围内活动被治疗者关节的一类手法。如摇法、扳法、拔伸法、背法、屈伸法等。

按摩手法还有以操作部位、以手法功效、以手法组成成分、以地域流派等多种方式分类。上述六大类是目前较为普遍使用的，故本书所载手法也是依据这一分类进行表述。

脏腑按摩虽以内、妇、五官科疾病治疗为主，但作为中医按摩临床分支，其所运用手法属按摩手法学范畴，只是在技术特点、操作要领和功效、技巧等方面具有一定的自身特色，本书意在此作出详细说明。

二、脏腑按摩手法技术要求

按摩手法要求均匀、持久、有力、柔和、深透，发力稳、准、轻、巧。这些同样适用于脏腑按摩，同时，为适应脏腑按摩外治内疾的特点，更好的实现手法内在调理作用，脏腑按摩在手法技术上有了更为严格的要求，从而也形成了脏腑按摩手法特色。

需要指出的是，脏腑按摩作为传统中医按摩的重要分支，其治法同样不离传统的"温、通、补、泻、汗、和、散、清"八法。但正如针刺长于通脉，艾灸宜于温补，伤科按摩优于通利关节和清散软组织，每种治疗方法都有着自身特点和适用范围，这是由每一治疗方法的指导思想、辨证方法、治疗路径和治疗手段等决定的。脏腑按摩具有适应证广，所治病多的特点，被用于内、妇、五官多种疾病，但从其本质特点上讲，是一种以"和"为主，重在和谐、调整、平衡、稳定的整体治疗。脏腑按摩从体表手足可触及的有形之体入手，充分利用形体、经络、脏腑间错综的关联进行治疗，这种由表及里、行外达内的治疗，其着眼点必然是网络式的整体观，间接的、全面性的治疗远多于单一的、线性的，针对某一单元的直接作用。而另一方面，脏腑按摩最显著的特色又在于医患间的协作，充分运用、发挥和调动患者自身康复能力和调整机制，进而以外力促内和，实现祛邪、安脏、通腑、和脉。这种以脏腑经络为主体的治疗方向、以调整机体内在平衡为核心的治疗理念，加之不同手法的功效，所选治疗部位的性质和作用共同产生了平和中正的整体效果，这一整体效果正是中医"和"法的典型体现。脏腑按摩从自身治疗方式与途径出发，明确了自身在整个中医学治法体系中的特征与属性，即脏腑按摩属中医"和"法的范畴。这一定位也决定了脏腑按摩手法在操作上的基本要求。

（一）深透——力透肌表，内达脏腑经脉

脏腑按摩所施手法虽运用于机体表面可触及的形体部位，但其治疗指向是内在的脏腑与经络，其基本治疗途径是从外在体表将手法力内传于内在的

脏腑经脉，这就要求脏腑按摩手法在操作上能够实现力透肌表，内达脏腑经脉。也只有达到了这个要求，手法的调理作用才能发挥。

由于脏腑器官分布有深浅高低的不同，经脉系统亦有正经、络脉、经别及离合出入的区分，使得脏腑按摩手法的深透性达成具有一定的难度。首先，作为脏腑按摩医生，应该具有一定的手法功力和技巧力，这是实现深透的基础。按摩是通过施术者外力作用于受术者而影响受术者内在机能的，因此，足够的力量是必不可少的。而这种力同时要具备足够的穿透性，即能够以较小的刺激量和较短的施力线路而达成内在调整作用。这需要脏腑按摩医生学会按摩力的使用并勤加练习。在施行手法时，要避免追求力大而使用暴力或强努，这样极易对患者造成伤害。为此，脏腑按摩医生应注意用力的整合与施法的均匀持久。无论何种手法，在用力或发力时，均应保持意、气、力三合，力发于足，主宰于腰，而运转于手，节节贯串。如仅以腕、肘、肩、背发力，力量必不足而致拙滞。同时，手法力的施加要由轻到重，均匀而有节奏，这样如叠加渐增的施力方式易于穿透且刺激性小。在某些骨关节整复手法中，需要发出"寸劲"，此力的发出要求发力迅速、运劲集中、果断平稳，只有将力量集中于深在的骨关节并准确发力，整复手法才能既成功到位，又避免损伤。其次，实现手法深入除了要掌握上述用力方式与技巧外，更需保持精神集中，意念内守，切不可急躁或漫不经心。脏腑按摩，用力先用心，只有以端正的态度和平静的心境进行手法施术，深透性才能体现，才能及时体会到患者机体的变化并迅速调整手法的强度和深浅。

深透与否，是对脏腑按摩手法的基础性要求，也是手法功力的体现。这是按摩手法学的精髓所在，但许多内容属意会知识的范畴，难以量化与言表，需要脏腑按摩医生在临床中不断体会，在练习中逐步提高。

（二）吸定——力至病所，劲力沉蕴积蓄

着力于施术部位或穴位，使手法力集中发挥效能，这就是按摩手法的吸定，是对所有手法的要求。在脏腑按摩中，吸定不仅仅是着力于相关可触及的形体部位，更包含有了调整施力层面，使手法沉着于内在脏腑经脉的意义，并且，这一吸定也要求手法在达到所需治疗层面后能够在局部积累凝聚，进而产生足够的调整与影响作用。

脏腑按摩大多操作于躯干头面，除腹腔内脏器，大多内在脏腑及其入里的经脉都是深在的，难以直接触及，因此，脏腑按摩手法在技巧上常常会选

用诸如振颤、叩击、抖动、牵引、捏捻等间接手法将劲力向内传导。在部位选择上也多利用肌肉、骨骼的间隙、边缘和移行区操作，以缩短施力距离。同时，为更好地力达病所，脏腑按摩手法十分注重形体、脏腑、经脉的层次划分，根据不同形体结构质地软硬和轮廓的不同，以及不同层面间空隙的体察，脏腑按摩要求手法能够达到治疗所需的层面，包括相应的经脉、脏器及其辅助结构等。也只有层次清晰了，手法力的达于病所才成为可能。

另一方面，吸定的要求还体现在手法力的集中与积蓄上。手法入里，需要足够的积累才能产生治疗作用，而这一积累过程是对手法的更高要求。因此，脏腑按摩手法在操作中更为注重手法力的弹性与节律，力达于内，不可一穿而过，或入而复还，而是应该沉着于施术部位并集中凝聚。这需要较高的手法功力。其中的关键就在于保持手法的弹性，使手法力内达时呈螺旋状，并将手法在相应层面内保持不离不顶、出入相合的节律，这也对脏腑按摩医生的感知力和控制力有了更高的要求。

这种吸定效应不但体现在较为沉着平稳的按、揉、拨、理手法，也体现在振颤、叩击、牵引、扳动手法中，需要脏腑按摩医生用心体会与感知。

（三）柔和——力行圆活，施力轻巧舒展

不同于伤科按摩，脏腑按摩作用于内在的脏腑器官和经脉系统的入里部分，而这些施术部位大多位于胸腹腔之内，娇嫩而易受损害。因此，脏腑按摩手法的操作对于柔和的要求更为突出。同时，脏腑按摩治疗的一大机理就是调动患者内在康复力和主观能动性，这也要求患者处于平静、舒适、精力集中的状态。如果手法刺激量过大使得患者感到明显不适、痛苦甚至恐惧，是不利于治疗的，甚至会产生损害。因此，柔和对于脏腑按摩是必须遵循的原则。

为在柔和舒适状态下达成深透、吸定的效果，脏腑按摩在手法上多采取圆转弧形的操作方式，避免直线刺激造成的疼痛与抵抗。如腹部的点法多循肌间隙画圆深入，而非垂直下按，腋前筋的拿揉也是环旋运动，尽量减少患者的疼痛，而腰骶的叩击则是高举轻落，触体即还，振而不痛。实现手法的轻灵舒展，就要求脏腑按摩医生自身保持放松自然，操作不可重滞，不可发用拙力。体松心静、劲力整合，是实现手法柔和的关键，如医者自身虚浮、关节黏滞，所用之力也会失去柔和，患者也必身感不适。在这一手法要求之下，脏腑按摩手法操作中应以轻巧灵活为先，不可单纯追求力度，只有柔和

下的有力才是真正有治疗作用的手法力。

三、脏腑按摩手法基本要领

脏腑按摩手法种类繁多，临床变化复杂，但无论何种手法都离不开其中的基本操作要领。这些操作要领包括体位、强度、角度（方向）、作用点、手形五方面，只要从这五方面要素入手练习和应用，在临床便能达到驾轻就熟，提高疗效的目的。

（一）体位

体位选择是脏腑按摩中十分重要的环节，合理的体位是充分发挥手法特色的基本保证。所谓体位包括两个层面的含义，一是医者施术时所用体位，二是患者受术时所用体位。就医者而言，当根据自身的具体情况（如施术部位、身高、体质）选择合适的体位，所选体位的根本目的乃便于发挥手法的长处，发力自如，得心应手。就患者而言，医者当指导患者选取合理的受术体位，一要使患者放松，便于手法的操作和力的渗透，再者是充分暴露受术部位，有利于医者的手法操作。

由于脏腑按摩强调的是深透与柔和，因而医患保持一个稳定、平衡、舒适、放松的相对位置就十分重要了。一般而言，手法操作中，医者要面对患者而立，保持身体重心稳定，并根据治疗的需要预留出足够的活动空间，使得手法与步伐都能做到灵活平稳。尤其某些肢体手法，动作复杂，力向多变，运动角度大，医者若不事先保持一个相对合适的站位和姿态，就会影响手法的到位，降低对手法效应的感知，甚至束手束脚、动作变形，造成损伤。如直推胁肋法，操作线路自腋至髂，为保证手法平稳均匀，医者应采取侧身弓步，身体与床沿间距半尺。这样医者可灵活地前后移动重心，确保了在腋下、胁肋、侧腹、髂峰这些软硬不同的操作基面上的平稳。脏腑按摩中医者的体位灵活多变，有侧立、背立、坐位、半蹲位等，总体上是为了保证手法力的发出和足够的手法空间。

手法治疗中，患者不是单纯地被动接受治疗，而是作为治疗主体的一部分参与到全过程中。因此，配合手法施术，患者维持一个相对稳定、松弛、利于手法配合的体位同样十分重要。以腹部按揉手法为例，在脾胃肠疾病的治疗中，多采取患者自然仰卧位，下肢平放于床面，而需要手法进入腹腔深层，直至腹腔后壁、侧壁时，多需要患者配合以屈膝屈髋位。而胸腹部的很多手法，也需经患者呼吸配合下操作，利用内压变化增强手法深透力与指向性。由于患者缺乏相应的医疗知识，其体位的选择大多需要医者根据病情和手法设计指导确定。

（二）强度

强度是指在施术过程中力量的强弱。强度大小根据患者年龄、体质、病情及具体施术部位和手法而定。一般而言，对于老年体弱的患者可采取轻而柔和的方法，对于年轻体壮的患者可采用稍重的手法，另外还应当注意，用力时要缓慢加力，切忌暴力、蛮力。

脏腑按摩是轻柔舒展的疗法，讲求和缓深透、舒适自然，以患者耐受为度，尽量避免过强的刺激。尤其很多手法是医患配合完成的，操作中更需考虑患者感受。更重要的是，脏腑按摩以调理内在气血运行，改善脏腑功能为目的，治疗中如果医患不能配合，甚至患者因疼痛不适产生对抗、躲避、屏气、扭转等情况，则不利于手法效应的发挥，甚至导致不良后果。因此，避免损伤和不必要的痛苦是脏腑按摩中必须遵循的。从总体性质上而言，脏腑按摩是以"和"为主的，因而在手法强度上也要求平和中正，中病即止。

另外，在使用脊柱关节整复法时更应当重视强度问题。若力量不足，则不能扳动偏歪棘突，关节无法复位；若力量过大可能损伤周围组织和骨关节。因此，在运用脊柱关节整复法时应特别注重医患随行、动中求稳，使用巧力配合爆发力，防止太过或不及。

（三）方向与角度

脏腑按摩手法的指向与层面是确保疗效的关键之一，因而特别强调手法运用中的方向与角度。临床中所用手法，无论按法、揉法、点法，还是擦法、叩法，亦或是关节整复，均与方向角度相关。手法的方向与角度主要包括两个层面的含义，一是医者手法施力的方向和入角，二是操作部位脏腑形态特征及经脉走行的方向。此两者的契合是脏腑按摩发挥效能的关键之一。脏腑按摩中不同情况下会产生疏散、温热、开郁、活血、清化、振奋、补益等多种效应，这些效应大多是在方向角度变化下完成的。如连续点按肋缘法，以疏肝开郁为主，手法方向需指向肋弓下的肝区，角度为30°～45°，不可垂直点按。再如颈椎坐势扳动复位法，对颈椎上、中、下各段都应采取不同的颈椎前屈角度，如上段稍后仰约5°，中段采取中立位，下段取前屈10°～20°，使作用力点能达到所需要调整的颈椎，避免伤及其他。同时，根据病情，医者扳动方向也有左右旋转、上下牵提、先旋后提等多种变化。又如双振肾俞法，振颤力应内合，方向指向双肾之间的脐后，如此温补作用最为显著，此时不可垂直振颤，而应双掌心内合约45°发力。

总之，手法的方向与角度是为医患间内外力的整合协同服务的，需要根据病情、施术部位生理特点、手法目的等因素综合分析确定，并需要在治疗中灵活调整。这同样也是对开合有度、劲力集中要求的保证。

（四）作用点

作用点是指在使用手法时手法之力所应达到的部位。医者若准确施术于作用点，可大大提高疗效。脏腑按摩在作用点的选取上的基本要求就是精确到位。

脏腑按摩作用点的选择是以形体结构、经络循行为基础，结合病情而定。其方法主要有脏腑定位、脏腑体表投影、以痛为腧、循经取穴、肌筋行止、脉络分布、特穴特用等。体现了中医学辨证论治、整体观念的特色。脏腑按摩的作用点不仅限于"点"，而包括了经络的线、面，脏腑形体在结构和轮廓上的实质与投影，也包括与脏腑相关的肌肉、关节、脉管、皮肤等构成的点、线、面。而且，作用点是立体的、多层次的。同样一个痛点或穴点，在不同刺激方式、不同刺激层面、不同施术方向上都会产生不同的治疗效应，需要灵活掌握。如足三里穴，较浅层次的、处于肌层的点按有局部止痛解痉作用，而深层次的、经脉层的点按法，则产生和胃行气的作用。临床中，作用点不同效应的发挥和选择是通过手法方向角度变化和配合不同运动方式实现的。如腰骶部作为面状作用点，横擦法配合振颤有温里助阳的补益作用，配合以捏捻手法有清下焦湿热作用，配合以叩击法又有行气通便作用。

（五）手形

在脏腑按摩实施中，医者的手形也至关重要，故单列提出。手形正确、协调，才能达到"深透、柔和、均匀、持久"之功。也只有采取了恰当的手形，才能保证手法力与深层脏腑经脉协调，实现医患、动静间的有效结合。

为适应不同手法操作，脏腑按摩形成了丰富的手法形态，不同的手形各有其适用的部位和操作方式。如捏拿大椎法，三指捏挤大椎表面皮肉如三棱形，此手法适于大椎区高突而狭窄、皮下棘突外显的特点。再如腰骶部的拳拨手形，利于手法力入里，适于此区狭长的生理特点。再如冲点夹脊督脉法中三指冲点时，必须有辅助手小鱼际按压助力，手形特殊。面部的"3"字形拳背擦法则避免了常用的掌擦法对面部皮肤的过度刺激，又保证了清散的疗效，很有特点。另外，诸如横捏肝俞法、勾提肩胛法、直擦督脉法等均有自身适当的手形，以配合所操作部位的形态结构特征。不同手形对于劲力的深透、配合力的集中、定位的准确、发力的稳定都起到了重要的作用，是手法必不可少的要领。

综上所述，脏腑按摩内容广泛，手法多样，针对性强。其手法具有良好的技巧性和可操作性。正如《医宗金鉴·正骨心法要旨》所说："一旦临证，机触于外，巧生于内，手随心转，法从手出。"一个完整的手法操作过程往往由数种手法组合而成，操作时需要经常变换手法的种类，要求医者的姿势根据手法的需要而变化，使手法变换自然流畅、连续而不间断，如同行云流水，一气呵成。要做到这一点，一方面要求医者对手法的掌握和运用十分熟练；另一方面，要充分集中注意力，做到意随心到，手随意发。上述基本要领虽是分述，但在操作过程中是相辅相成、互为依托的。其中的机转变化、衔接调动需在临床中不断习练与积累，也只有在不断的总结、练习下才能达到流畅灵动、舒展圆活的境界。

四、按摩练功概述

根据按摩手法技能的特殊要求，中医按摩将一些传统的练功方法运用于按摩技术的学习、训练和治疗中，形成了密切关联按摩技能的具有自身特色的练功法，称为按摩功法，或按摩练功。

按摩练功旨在提高按摩医生的身体素质和手法技能，包括指力、臂力、腰腿力量，以及对力的感知和体悟、把握、运用。

按摩练功是以提高手法技能和临床应用水平为目的的功能锻炼方法。基于理论渊源，其训练内容多为传统徒手练功方法，但近年来也开始引入一些器械和现代运动锻炼的内容，尤其是关于肌肉等长收缩能力的训练，在提高手法操作的持久性、柔韧性和手法爆发力方面显示出积极作用。此外，利用沙袋、柔力球、太极棒等器械的手法训练，也属于基本功的训练内容，对于加强手与脑的密切联系、提高各关节的灵活性和协调性是十分有益的。

由于特定的功能锻炼方法一般都具有强身健体的作用，所以，古往今来，在医疗、武术和宗教等领域得到了广泛应用，因而，在具体的锻炼形式和内容上是很难将它们截然区分的。例如传统按摩练功以易筋经、少林内功、无极桩等功法、呼吸吐纳法为主，这些也是武术、养生等学科所运用的方法。但在锻炼的目的上，其区分是明显的，即便在医学领域，按摩练功和医疗练功的侧重点也各不相同。明确这一点，对于把握正确的练功方向是十分重要的，也只有这样，才能科学地吸收众多流派的优秀练功方法和内容，为按摩功法所用。

脏腑按摩手法要求深透、吸定、柔和，需要医者具有一定的内在劲力与发力技巧。多数脏腑按摩的手法操作是均匀柔和的，应避免劲力的中断、突变、暴发和开散。因此，手法操作中的呼吸调整、发力过程的劲力整合是成功的关键之一。而这样的手法施力方式异于日常搬抬重物、行跑坐卧，需要一个长时间的训练和内在体会。因此，脏腑按摩手法练功是实现手法技能的必由之路。同时，由于脏腑按摩在治疗过程中内在劲力的运用和临床工作的繁重，对自身健康也有一定影响，适当的按摩练功也是对按摩医生的保护，预防高血压、静脉曲张、软组织劳损等职业病的发生。因此，按摩练功应贯穿于脏腑按摩医生执业的全过程。

脏腑按摩劲力特殊，技巧性强，故日常练功也多从练气、练力、练技三方面进行，也是中医按摩强调功力与技巧的体现。现今按摩练功方法较多，各流派均有适于自身的练功方法，均是长期实践积累所成，本书将北京按摩医院脏腑按摩工作室所练功法介绍于后，供读者参考。

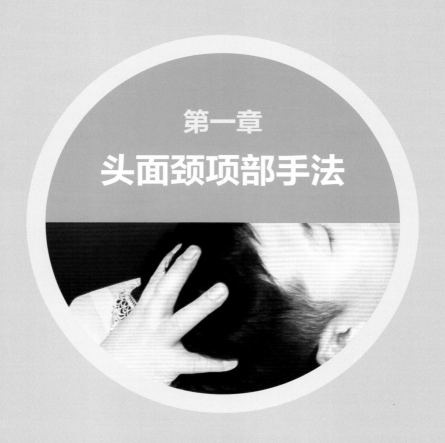

第一章

头面颈项部手法

第一节 拿揉法

一、揉前额法

● 基本操作 ●

　　医者以大鱼际着力按揉前额，或双手分别以大鱼际按揉前额左右，自正中至太阳穴，操作 1 ~ 2 分钟（图 1-1）。

● 特点与功效 ●

　　1. 大鱼际肌肉丰厚，着力面积适中，动作灵活，是头面部常用的按揉法。

　　2. 清头明目。前额居上，肌筋丰富，本手法是治疗紧张性头痛、眼目疲劳、头痛、眩晕的主要手法，亦用于青少年近视的治疗。

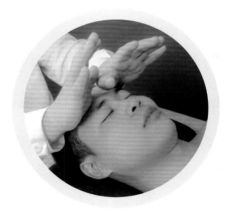

图 1-1　揉前额法

　　3. 疏风散邪。前额属足太阳，有御邪之功。用于外感风寒之头痛、流涕、鼻塞、发热等。同时，对于风邪入络之面瘫，亦有清散解痉、改善肌力的作用。

　　4. 美容。提高局部皮肤弹性，促进代谢，从而消除皱纹、延缓衰老。

● 操作技巧 ●

　　1. 环转腕部，以大鱼际带动额部肌筋膜。动作需灵活，部位转换快速。

　　2. 略伸腕伸指，以免手指触及患者面部。

二、拿五经法

● 基本操作 ●

　　医者五指张开，中指置于正中线督脉，其余四指分别置于两侧太阳经和少阳经，自印堂至百会，反复拿揉 3～5 遍（图 1-2）。

● 特点与功效 ●

1. 本手法虽曰拿五经，但以全头顶操作为主，五指着力于头顶腱膜，是拿法在这一特殊部位的变化。

2. 清阳开窍。头顶为诸阳之会，五经同治，用于阳经有热之头痛、目赤、眼花、眩晕、失眠等，亦用于外感诸症。

3. 松解痉挛。头顶之腱膜强韧有力，久坐久视或精神紧张，可致肌筋痉挛，出现紧张性头痛、颈项僵直，本手法有松筋开郁之功，对头项强痛效果显著。

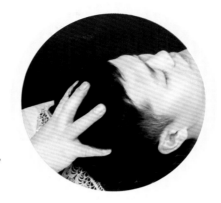

图 1-2　拿五经法

4. 行气开郁。本手法开通头顶腱膜与头骨间隙，有行气活血、开郁通阳的效应，对于阳郁所致烦躁、多梦、失眠、眩晕、耳鸣有效。是推拿治疗以肝阳上亢、胆火内扰所致高血压的重要手法。

● 操作技巧 ●

1. 五指对合用力，带动头皮及腱膜，使头皮与头骨间隙扩大并有相对位移及摩擦感。

2. 五指力度均匀，尤其拇指、小指保持对称平衡。虽无拿起之形，却需保持拿起之意。

3. 拿揉时需吸定，尤其头发中，手指需贴紧头皮，不可扯动头发。

三、拿揉少阳法

● 基本操作 ●

医者双手四指并拢，指面紧贴头两侧颞部，拇指置于头顶助力，自前而后反复揉动少阳经循行区 5～10 遍（图 1-3）。

● 特点与功效 ●

1. 本手法是对少阳经的头部操作，

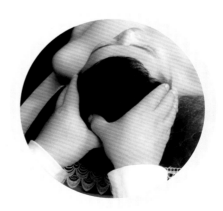

图 1-3　拿揉少阳法

舒适感强，是治疗偏头痛的要法。

2. 清阳行气。疏解少阳郁热，行气活血，止痛开郁作用显著。用于各种原因所致头痛、偏头痛，尤以少阳头痛为佳。

3. 清热化痰。本手法有清散之功，利胆降气，对于胆火上扰、痰湿蒙窍之眩晕、头痛、耳鸣、视物模糊效果明显。也是临床降压的要法。

● 操作技巧 ●

1. 两手对合，挟持头部，故称为拿法。保持从两侧挤压头部之意。

2. 揉动幅度需大，带动头皮腱膜与颞骨间摩擦，恢复头侧肌筋松软。

3. 拇指需着力，配合四指产生捏拿揉动，并起协调两侧，固定头部的作用。

四、拿揉枕后及颈项法

● 基本操作 ●

医者拇指与四指相对，自上而下拿揉枕部及颈部两侧，反复 5～10 遍（图 1-4）。

● 特点与功效 ●

1. 本手法是对枕项足太阳经的面操作，是协调头项气血运行的重要手法。

2. 活血止痛。通过拿揉行气活血，改善枕部、项部血液循环，并可内通脑髓，改善脑供血，是治疗各类头痛，尤其太阳头痛的要法。

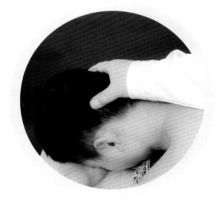

图 1-4　拿揉枕后及颈项法

3. 散邪疏风。用于外感风寒所致头痛、项背痛、鼻塞流涕。

4. 松肌解痉。松解枕后、项背肌肉筋膜，对紧张性头痛、久坐久视后僵直、视物不清、头昏眼花有良效。

● 操作技巧 ●

1. 枕部手法同上，以扩大枕后筋膜与枕骨间隙，松弛肌筋为主。颈项部则拿揉颈椎两侧肌筋。手法基础部位不同，转换时需灵活轻快。

2. 枕项之间，风池区为手法重点，拿揉力略指向脑内，即指向眼的方向。

3. 颈项操作应拿满，大面积操作，保持手法轻柔和缓舒适，区别于颈椎病的解痉手法。

五、揉耳前耳后法

● 基本操作 ●

　　医者双手食中指分开，分别置于耳之前后，自上而下并自下而上，同时揉动，约1分钟（图1-5）。

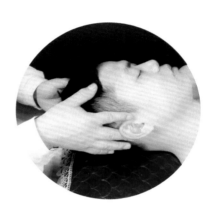

● 特点与功效 ●

　　1. 本手法作用于耳少阳、太阳各经穴，是治疗耳疾的基础手法。

　　2. 清耳开窍。用于治疗耳鸣、耳聋、重听等，对于外耳道或中耳的慢性炎症亦有辅助作用。

　　3. 解肌散邪。本治疗区为表情肌所附着，且耳后为面神经所出，用于治疗风邪入络之面瘫效佳。

图1-5　揉耳前耳后法

　　4. 调整下颌。耳前耳后深层为下颌关节，本手法对于下颌关节紊乱、下颌关节复位后疼痛不适均有良效。

　　5. 美容。本手法有收紧面部皮肤、改善面部皮肤代谢的作用，是美容常用手法。

● 操作技巧 ●

　　1. 耳前可稍重力下按耳后翳风处空虚，近咽喉，不可重力内按。

　　2. 可酌情嘱患者张闭下颌调节下颌关节并通畅咽鼓管，增效作用明显。

六、面部抚揉法

● 基本操作 ●

医者四指并拢，指面贴按面部，自下颏至耳后、自鼻侧至耳前轻轻按揉面部皮肤，轻抚为主，不可过多带动面肌（图1-6）。

● 特点与功效 ●

1. 本手法是抚、揉、摩等轻柔手法的复合，适于面部。

2. 疏风通络。用于风邪入络之面瘫，以患侧为重点操作。

3. 美容。本手法改善面部循环，增强代谢，并可提高面部皮肤弹性，是美容常用手法，用于治疗皮肤松弛、色素沉着、面色无华等。

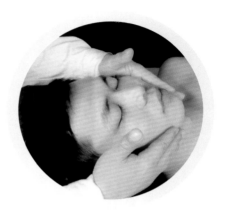

图1-6　面部抚揉法

● 操作技巧 ●

1. 四指全指面着力，吸定皮肤，不可下按，揉动时轻浮于皮肤及皮下即可，不可带动过多面肌移动。

2. 手法不可滞留，移位转换迅速平稳，如抚摸状，不可牵拉。

七、指揉眼周法

● 基本操作 ●

医者拇指指腹着力，自印堂始，经一侧眉弓、目外眦、眶下缘、目内眦，回到印堂，形成8字形，反复5~10遍（图1-7A、图1-7B）。

● 特点与功效 ●

1. 以拇指按揉眼周诸穴，是治疗眼疾的基础手法，操作难度较大，需要练习。

2. 明目开窍。治疗各类眼疾，如近视、目干、多泪、目胀等。也用于头目胀痛、头晕目眩等。

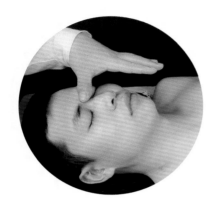

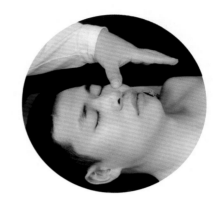

图 1-7A　指揉眼周法　　　　　　图 1-7B　指揉眼周法

3. 松肌散邪。用于风邪入络之面瘫。

● 操作技巧 ●

1. 手法连贯顺达，不可中断跳动，用一指禅更佳。

2. 眼周不同部位拇指着力面不同，如内眦着力指腹外缘、目上眶着力指腹正中，外眦用指腹内缘，目下眶用指腹前端等。

八、捻揉耳廓法

● 基本操作 ●

医者拇指在内，四指在外，指面着力，自上而下捻揉耳廓，发热为度（图 1-8）。

● 特点与功效 ●

1. 耳廓为重要全息治疗区，是少阳、太阳、阳明、厥阴所聚，捻揉手法轻柔，通经开窍作用显著。

2. 开窍清耳。用于耳鸣、耳聋、重听、耳胀等耳疾的治疗。

3. 清头醒脑。耳有开窍之功，对于头晕、头胀、偏头痛均有辅助作用。

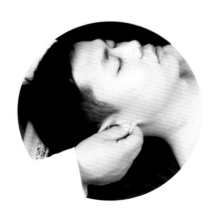

图 1-8　捻揉耳廓法

1. 拿满拿实，全指面着力，不可切、抠。

2. 揉中有捻，使耳廓软组织与软骨产生相对摩擦，进而充血。

3. 由内向外，由上而下，全耳操作，根据不同部位软硬不同调整手法力度，保持和缓灵动的节奏。

九、指揉下颌法

● 基本操作 ●

医者双手食中指分别置于下颌支边缘上下，自下颏至下颌角，反复揉动5～10遍（图1-9）。

● 特点与功效 ●

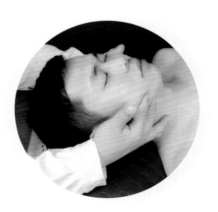

图1-9　指揉下颌法

1. 下颌支内有扁桃体、舌骨支、咽喉等重要结构，本手法对口腔、咽喉疾病有一定的治疗作用。

2. 利舌开音。本手法松解与舌体运动相关的肌群，用于治疗外感、中风、痰蒙所致的舌强语塞、舌体偏歪、舌肌无力等。是治疗中风后遗症的重要手法之一。

3. 疏风止痛。用于风火牙痛、牙龈肿痛等。

4. 祛邪解肌。用于面瘫之面肌痿软、咀嚼无力等。亦是常用的美容手法。

● 操作技巧 ●

1. 食中指指腹着力，接触面宜大，左右对称操作。

2. 承浆、颊车为重点，治疗舌咽疾病，中指需用力稍大，力向舌体。用于治疗面瘫则以食指为主。用于美容则需轻柔，并有向后牵拉皮肤之感。

第二节　点法

一、面部穴位点按法

● 基本操作 ●

医者以拇指或中指指腹着力，点按面部穴位，如四白、颊车、迎香等，每穴约半分钟（图 1-10）。

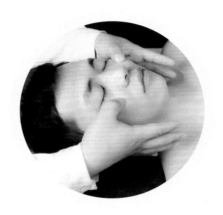

图 1-10　面部穴位点按法

● 特点与功效 ●

1. 面部腧穴作用广泛，点按法是运用其功效的基本方法。

2. 各穴功效各有不同，集中于五官、外感、心肺等多种类型疾病。

● 操作技巧 ●

1. 面部肌肤娇嫩，痛觉敏感，不可用力过大，多以指腹、指面着力，点按时间也不宜过长。

2. 不可用指甲切按，避免留下指痕。人中、印堂等穴用于急救时除外。

二、点风池法

● 基本操作 ●

患者坐位或俯卧位，医者一手拇指与中指同时点按于双侧风池穴处，着力内点约 1 分钟。或患者仰卧位，医者双手抄于颈后，双勾点于双侧风池穴，约

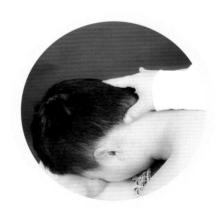

图 1-11　点风池法

19

1 分钟（图 1-11）。

● 特点与功效 ●

1. 风池位于头项之间，行少阳、太阳之气，活颅颈之血，点按之通达效果最佳。

2. 通经散邪。用于激发少阳、太阳经气，有祛邪疏风作用，是外感病常用手法，尤其对鼻塞、流涕、目胀、头痛为佳。

3. 松肌醒脑。松解颅项部肌筋，增强血液循环，尤其对颈源性脑供血不足之眩晕、头痛有特效。

4. 明目。风池通利少阳，进而清肝祛风，是治疗各类眼疾如目胀、近视、目赤肿痛等之要法。

● 操作技巧 ●

1. 点按力指向对侧眼球，两指内合形成合力。

2. 对于血管痉挛、有明显眩晕症状者，点按力宜轻柔，避免加重症状。

三、连续点按颈侧法

● 基本操作 ●

自颈根至风池，双手拇指交替连续按压，反复 3～5 遍（图 1-12）。

● 特点与功效 ●

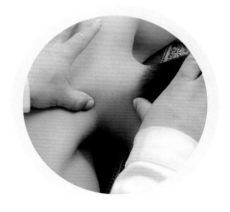

图 1-12　连续点按颈侧法

1. 诸阳皆行于颈项，本手法不拘于特定穴位而以形体为基础连续点按，以松解肌筋、行气活血，别具推拿特色。

2. 松筋止痉。本手法点按于颈项肌筋间隙，有很好的松解软组织、解除紧张痉挛的作用，用于各种原因如外感、久坐久视等所致的项背僵直。

3. 活血通脉。本手法激发阳气，促进血液循环，改善脑供血，对阳气不展、血运不畅所致眩晕、头痛、精神不振、头项僵直均有良效。

● 操作技巧 ●

1. 动作连贯，形成深透且轻快的点按交替起伏。四指可轻扶于项枕部助力稳定。

2. 点按入于颈肌间隙，不产生拨动，逐点交替按压均应保持在同一深度。

四、对点承浆廉泉法

● 基本操作 ●

医者拇指食指分别置于承浆、廉泉，相对点揉约 1 分钟（图 1-13）。

● 特点与功效 ●

1. 二穴上连舌体，下通咽喉，专治舌咽诸症。

2. 通督利舌。用于中风、痰蒙、血瘀诸因所致舌强语塞、舌体失灵、舌偏口斜等。

3. 开音利咽。治疗咽喉肿痛、音哑、失音。

● 操作技巧 ●

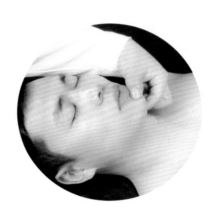

图 1-13　对点承浆廉泉法

1. 点按廉泉之指不可指向咽喉，应与承浆点按相对合于下颏内。

2. 操作时间需略长，可点揉结合。

3. 适当嘱患者动舌、发音或吞咽，有助于增强疗效。

第三节　推抹法

一、面部分推法

● 基本操作 ●

　　医者先以拇指指腹快速分抹承浆穴及人中穴两侧，继而以大鱼际着力自印堂沿前额两侧至耳前向下至下颌分推，合于下颏，反复操作3～5遍（图1-14）。

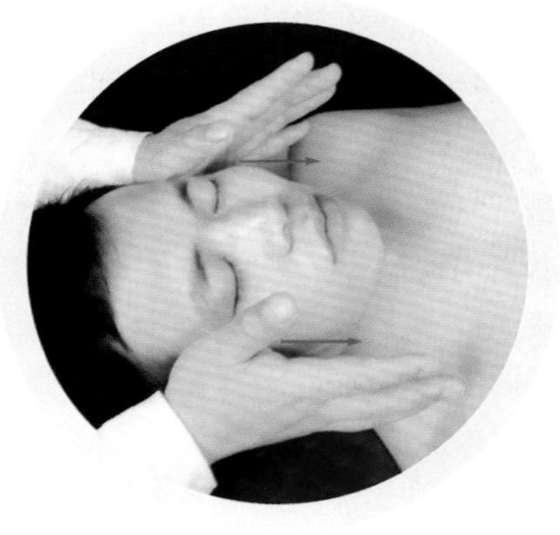

● 特点与功效 ●

　　1. 本法轻清灵动，作用于整个面部，是疏通面部阳络的特色手法。

图 1-14　面部分推法

　　2. 活血通络。面为阳经气血所荣，络脉广布。本手法促进面部络脉血运，增强皮肤代谢，是美容要法，用于面部干涩、色素沉着、皮肤无华等。

　　3. 疏风清热。用于外感风寒、暑湿所致面部紧绷不适、面瘫、目涩、头痛等。

● 操作技巧 ●

　　1. 分抹轻快灵动，不可重滞。分推不带动皮下组织和肌肉，浮而连续，不可有停滞或跳动。

　　2. 手法连续换用指腹、大鱼际、掌根、掌心着力操作，注意连贯对称。

二、分推眉弓法

● 基本操作 ●

　　医者双手拇指指腹着力，自印堂至太阳分推5～10遍（图1-15）。

1. 目上眶痛觉敏感，推之较柔和，是治疗目疾、面疾的主要手法之一。

2. 明目清窍。本手法是治疗眼部疾患如近视、目赤肿痛、眼干、多泪、眼周酸涩、视物模糊的主要方法。同时，对头痛、头晕、昏沉无力均有效。

3. 松筋解痉。本部位肌筋丰富，用以治疗面瘫之眼睑下垂、口眼歪斜。

4. 祛风散邪。太阳为目上纲，本手法对于外感所致头痛、目胀、鼻塞、流涕有一定的辅助作用。

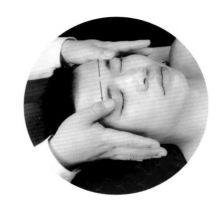

图 1-15 分推眉弓法

● 操作技巧 ●

1. 单向操作，顺眉而推。

2. 着力需紧实，推之重而不滞，双侧力度节奏保持一致。

三、推鼻法

● 基本操作 ●

医者双手中指自印堂至鼻尖直推鼻之两侧，反复 3～5 遍（图 1-16）。

● 特点与功效 ●

1. 鼻部不宜点按揉拿，推法最宜用以治疗鼻部诸疾。

2. 通鼻开窍。治疗外感、内伤诸因所致鼻塞、流涕、鼻痒、鼻痛、多嚏等。

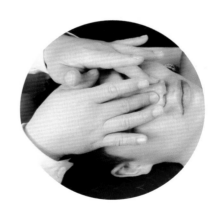

图 1-16 推鼻法

3. 疏肝降气。鼻后为颃颡，本手法有清肝火、降肝气作用，用于头痛、头胀、眩晕、鼻后痛、目赤肿痛等，有一定的降压作用。

● 操作技巧 ●

1. 中指着力，推鼻之两侧，可分别重点施术于鼻梁与鼻根。

2. 五指分开，注意其他手指不可触及眼、面。

3. 可酌情配合患者鼻呼吸或吞咽动作，以增强疗效。

四、推桥弓法

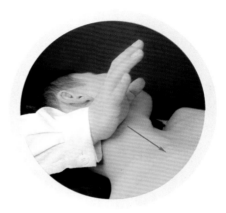

● 基本操作 ●

　　患者仰卧，头侧偏一侧，医者一手扶头固定，一手大鱼际着力，自耳前向上绕耳后，自乳突推至天突，反复5~10遍。头转向另一侧，同法操作（图1-17）。

● 特点与功效 ●

图1-17　推桥弓法

　　1. 本法直推耳周及胸锁乳突肌，激发颈侧压力感受器，是现代推拿降压要法。

　　2. 降逆止眩。本法降压作用显著，治疗肝阳上亢、痰湿内阻、阴虚内热等多种因素所致气逆上冲之眩晕、头痛、心悸、目胀、站立不稳等。

　　3. 解痉松筋。本法作用于颈侧肌筋，有松解作用，可缓解颈项僵直、酸痛无力。

● 操作技巧 ●

　　1. 大鱼际着力，不可重力下压，亦不可轻浮于皮下，需控制力度于胸锁乳突肌肌腹之下层，操作中应凝神体会掌控。

　　2. 单侧操作，不可两侧同时施术，避免过度刺激引发眩晕。

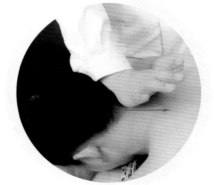

五、推颈法

● 基本操作 ●

　　患者俯卧位，医者一手轻扶于枕部，另一手掌心及掌根着力，自枕后至

图1-18　推颈法

大椎行直推法 5～10 遍（图 1-18）。

● 特点与功效 ●

1. 本手法作用于枕项部，以疏皮通阳脉，表里并重。

2. 祛风疏表。本手法开腠理、振卫气，对外感六淫所致头痛、项僵、鼻塞、流涕、畏寒、发热、咽痛、音哑均有效。

3. 开窍醒脑。用于颈项僵直、阳遏不通所致脑供血不足，头晕目眩、头痛昏沉等。

● 操作技巧 ●

1. 注意固定患者头枕部之手要有力，推项之手不可用力下压，避免按压颈椎、颈曲过大而致头晕不适。尤其颈枕之间寰枢椎不可下压。

2. 推动力量集中于皮肤，略对掌，使大小鱼际均匀附着于颈椎两侧，略有挟持之意。

3. 单向操作，以局部潮红为宜。

六、分推顶枕法

● 基本操作 ●

患者仰卧位，医者坐其头前，双手五指分开，掌心向下分别置正中线两侧，指腹着力，虚掌如爪，自前发际向后推，至头顶转掌心向上，继续后推经枕部至后发际，如梳头状，反复 3～5 遍（图 1-19A、图 1-19B）。

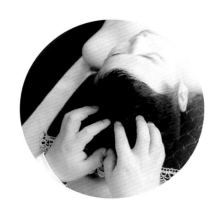
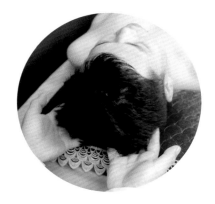

图 1-19A　分推顶枕法　　　　图 1-19B　分推顶枕法

1. 本法状如梳头，刺激头皮，舒适感强。

2. 清头明目。本法疏理顶枕头皮，开窍醒脑，对紧张性头痛、肝胆火旺之眩晕、脑供血不足之昏沉胀痛、外感寒湿之头重如裹等均有效。

3. 疏风散邪。用于风邪犯络之头痛、面瘫、目赤肿痛、鼻塞流涕等。

● 操作技巧 ●

1. 作用在皮部，动作轻快，保持灵活，不可着力下按。

2. 手法分两部分，在头顶部逆发后推，在百会处转手顺发下推，需转换自然，一气呵成。

第四节 颤法

一、掌颤印堂法

● 基本操作 ●

　　患者仰卧，医者一手腕部略背伸，以掌根或大鱼际按于印堂穴处，振颤约 1 分钟（图 1-20）。

● 特点与功效 ●

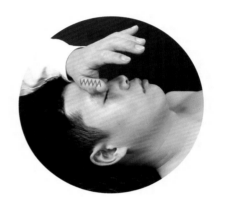

图 1-20　掌颤印堂法

　　1. 印堂穴处两目之间，敏感而不宜重刺激，振颤最佳。

　　2. 醒脑安神。印堂内通脑神，振颤手法深而和缓，有很好的安眠、平心、缓急作用，用于治疗失眠、烦躁、心悸、头痛、情绪紧张等。

　　3. 明目。本手法可以治疗青少年近视、久视久坐后视力下降、视物模糊等，是治疗各类眼疾的常用手法。

● 操作技巧 ●

　　1. 微下压，在保持一定按压力的基础上行振颤。

　　2. 注意腕背伸，使操作中手指不会触及面部或眼球。

二、捏颤鼻尖法

● 基本操作 ●

　　患者仰卧，医者拇食二指轻捏患者

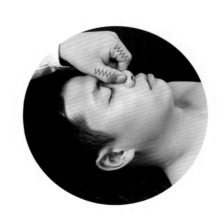

图 1-21　捏颤鼻尖法

鼻翼与鼻尖之间，振颤约半分钟（图 1-21）。

● 特点与功效 ●

1. 鼻部不宜按揉手法，振颤利于操作并易于患者接受，舒适感强。

2. 通鼻开窍。本法为通鼻要法，专用于外感、内伤所致各种鼻塞不通。

● 操作技巧 ●

1. 操作部位在鼻尖略上，鼻翼后上方鼻骨下缘处。

2. 微捏合，但不可捏闭鼻孔，保持捏合力下行振颤。

3. 振颤方向指向正中线、鼻腔后。

4. 振颤中可嘱患者口鼻呼吸，手法中止后引导患者鼻呼吸，检验效果，并可反复操作 2～3 遍。

三、牵颤耳廓法

● 基本操作 ●

患者仰卧位或坐位，医者食指置于耳轮内，其余四指在耳背，共同握捏耳廓，略向外牵引耳廓，振颤约 1 分钟（图 1-22）。

● 特点与功效 ●

1. 本手法通过牵拉，将振颤力有效内传，是治疗耳疾的常用手法。

2. 通耳开窍。治疗耳鸣、耳聋、重听、耳胀、耳痛等各类耳疾。

● 操作技巧 ●

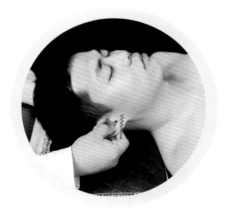

图 1-22　牵颤耳廓法

1. 可酌情向外、向后上、向后下牵拉耳廓并振颤，或三个方向交替操作。

2. 操作中可嘱患者做吞咽动作或发音，有通畅咽鼓管的作用，对卡他性中耳炎、咽鼓管粘连有良效。

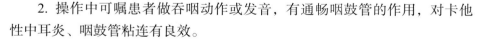

四、闭颤耳孔法

● 基本操作 ●

　　患者仰卧或坐位，医者双手自后向前折叠耳廓，掩盖耳孔，略对合按压，振颤约半分钟（图1-23）。

● 特点与功效 ●

　　1. 本手法利用闭合耳孔产生的压力起效，对耳内压平衡、鼓膜形态有很好的调节作用。

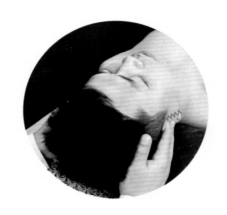

图 1-23　闭颤耳孔法

　　2. 振膜通窍。本手法振动鼓膜，对于外感、鼻咽炎症、耳道损伤等原因引起的鼓膜内陷、弹性降低所致耳鸣、听力下降、重听有效。

● 操作技巧 ●

　　1. 对合压闭耳孔要紧密，不可漏气。同时不必过紧，留出振颤空间。

　　2. 两侧振颤在同一轴线上。

五、指颤下颌关节法

● 基本操作 ●

　　患者仰卧，张口开颌。医者双手中指点于听宫穴之空虚处，略对点，振颤约半分钟（图1-24）。

● 特点与功效 ●

　　1. 本手法利用下颌张开将手法力内传至关节深处及耳内，是内病外治的好方法。

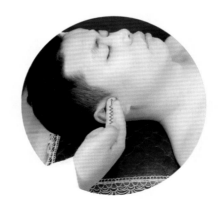

　　2. 通耳开窍。本手法作用于听宫，振颤内达，用于治疗耳疾之耳鸣、耳聋、听力下降、重听者。

图 1-24　指颤下颌关节法

3. 滑利关节。本手法松解下颌关节肌筋，内调软骨，对下颌关节紊乱效果显著。

● 操作技巧 ●

1. 两指对点，深入张开的下颌关节间隙内，保持压力并在同一轴线上振颤发力。

2. 治疗耳疾时可嘱患者闭口深呼吸，以开通咽鼓管。治疗下颌关节紊乱时可嘱患者做错颌的配合动作。

六、点颤风池法

操作、功效同点按风池法，在点按同时行振颤（图1-25）。

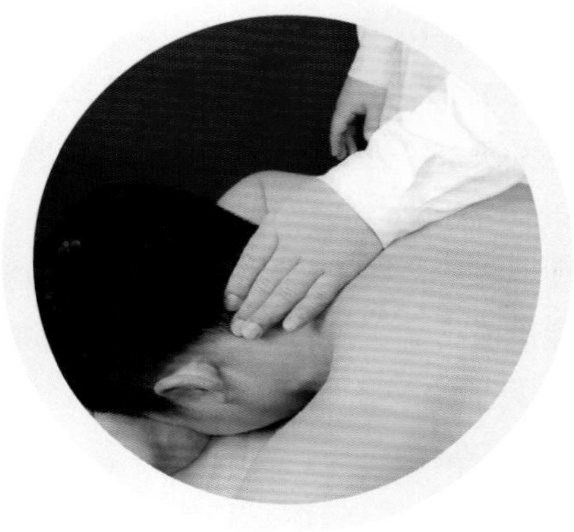

七、提颤百劳法

● 基本操作 ●

患者俯卧，医者拇指与四指相对，捏提起项后百劳穴区皮肤及皮下组织，振颤约1分钟（图1-26）。

● 特点与功效 ●

1. 本手法前病后治，是治疗咽喉疾病的常用手法。

2. 开音利咽。用于治疗各种原因所致咽喉肿痛、失音、音哑，也常作为治疗鼾症的辅助手法。

● 操作技巧 ●

1. 百劳区皮肤要拿满捏实，着力上提至最大，保持这一上提力下进行振颤。

2. 可嘱患者适当行吞咽或发音的配合动作。

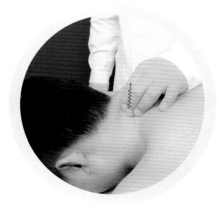

图1-25　点颤风池法

图1-26　提颤百劳法

八、颤百会法

● 基本操作 ●

　　患者仰卧或坐位，医者掌心正对百会穴，行振颤约 1 分钟（图 1-27）。

● 特点与功效 ●

　　1. 本法相对于有清散作用的百会点按手法，是运用百会诸阳之会特征行温补作用的手法。

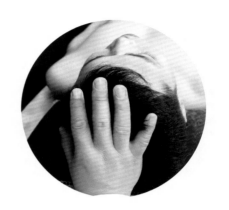

图 1-27　颤百会法

　　2. 温阳益脑。本手法温补阳脉，有通督益脑的作用，多用于脑络受损之后，如中风、脑外伤后遗症。亦用于久病、失血、久劳后气血亏虚，脑髓不足之失眠、萎靡、头昏、眩晕等。

● 操作技巧 ●

　　1. 掌心略收，虚对百会，掌缘吸定，在此吸定空间内振颤，不必按压过实。

　　2. 先行百会穴摩法至温热后再行本法效果更佳。

第五节 叩法

一、叩顶法

● 基本操作 ●

患者坐位或仰卧位，医者双手五指张开如爪状，以指端着力交替快速叩击头顶部，约半分钟（图 1-28）。

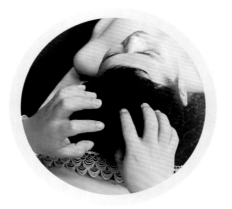

图 1-28　叩顶法

● 特点与功效 ●

1. 本手法轻灵松快，舒适感强，是清脑振奋的好方法。

2. 醒神通阳。本手法有提高大脑兴奋性，激发阳气运行，进而振奋精神，清头明目的作用，用于脑力劳动过度、久视久坐、精神过度集中所致的头痛、头晕、精力不集中、萎靡不振等。

3. 和阳行气。本手法常作为头项部手法的结束，有调和诸阳，行气醒脑作用。

● 操作技巧 ●

1. 仅以指端着力，腕部放松、指间关节放松，形成弹性，一触即起，快速灵活，形成轻快节奏。

2. 坐位操作较方便，仰卧操作时因垂直头顶操作，对手法弹性要求更高。

二、叩耳法

● 基本操作 ●

方法一，患者坐位，医者站其后，双手掌根向前，五指向后，折叠患者双耳掩闭耳孔，双手同时以食指弹中指叩击枕部，反复 3～5 遍。

方法二，患者仰卧，医者一手自后折叠患者耳廓，以四指掩闭耳孔，另一手中指逐一点叩耳背四指，反复 3～5 遍。（图 1-29）

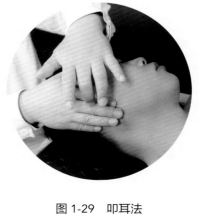

● 特点与功效 ●

1. 两法均以压闭耳孔后产生的负压为基础施以叩击法，力透脑窍，清头效应显著。

图 1-29　叩耳法

2. 醒脑开窍。用于久坐久视、劳累过度、精神紧张所致头痛、精力不易集中、视物模糊、耳鸣、鼻塞、头项僵直等，开窍作用显著。

● 操作技巧 ●

1. 方法一需对合压实，叩击轻快。

2. 方法二为单侧操作点叩时着力需坚实快速，如击鼓面。

三、掌侧叩颈法

● 基本操作 ●

医者五指分开，以小指尺侧着力，双手交替叩击患者额、顶、枕、项等部位，反复半分钟（图 1-30）。

● 特点与功效 ●

1. 本手法轻快灵活，操作面积大，可在患者坐位、仰卧位、俯卧位操作。

2. 舒畅气机。用于头项僵直，肌筋紧张、头痛、久坐久视后昏沉、精神不

图 1-30　掌侧叩颈法

振、头目酸胀等。也常用作头项部手法的结束手法。

● 操作技巧 ●

1. 五指分开，叩击时相互撞击产生弹响，叩击时快起快落，保持弹性

与节奏。

2. 着力不可重滞，触皮即可，尤其枕后及项背、颈侧，切不可重力叩击。

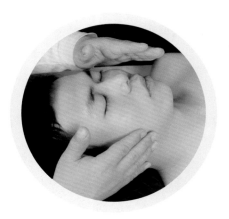

四、轻拍面颊法

● 基本操作 ●

患者仰卧，医者双手四指并拢，掌心、腕部放松，以指面有节奏地快速轻拍患者面部，约半分钟（图 1-31）。

图 1-31　轻拍面颊法

● 特点与功效 ●

1. 面部皮肤细腻，毛细血管丰富，拍法可促进代谢及微循环，是美容要法。

2. 祛风散邪。拍击面部可疏风邪、通阳络，也是面瘫、面肌痉挛等疾病的常用手法。

● 操作技巧 ●

1. 指间关节略挺直，掌指关节、腕关节放松，从而使手法轻柔而有弹性，保持拍击的节奏感。

2. 垂直拍击于面部，一触即回，力止于皮肤。

3. 美容时一般自前向后，自下而上拍击，归于耳前。

第六节 搓擦法

一、擦耳法

● 基本操作 ●

患者仰卧，医者以双手食中指之指间挟持双耳，快速搓擦耳前耳后，约半分钟（图1-32）。

● 特点与功效 ●

1. 本手法搓擦耳廓及耳前耳后，使耳廓充血，有通窍之功。

2. 通窍聪耳。用于耳鸣、耳聋、听力下降、重听等耳部疾患。

3. 祛风散寒。用于外感风寒之头面冷痛、鼻塞流涕。常作为受寒后预防感冒的手法。

● 操作技巧 ●

1. 操作应遍及耳廓、耳前、耳后乳突。

2. 动作快速灵活，不必着力按压，力达皮表即可。

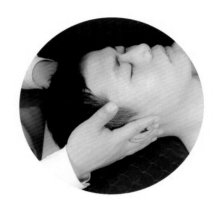

图1-32 擦耳法

二、扫散少阳法

● 基本操作 ●

患者仰卧，医者双手五指屈曲，指端着力于两侧颞部快速来回擦扫，约1

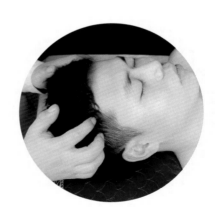

图1-33 扫散少阳法

分钟（图 1-33）。

● 特点与功效 ●

1. 本手法直接作用于头部少阳经，疏散作用显著。

2. 清头开窍。用于外感、湿热、胆火诸因所致清窍不通，头晕、头胀、偏头痛、视物模糊、耳鸣、口苦、鼻塞等。

3. 平肝息风。用于肝阳上亢、胆火上扰、心火上炎之眩晕、头痛、目胀，是临床降压要法。

● 操作技巧 ●

1. 指腕紧扣，以肘带手快速擦动。适当上下前后移动，扩大操作面积。

2. 注意不要牵扯到头发，长发者施术前应放松发辫，理顺发根。

3. 双手要对称协调，力达皮表即可，不必重压。

三、"3"字擦面法

● 基本操作 ●

患者仰卧，医者双手握空拳，以四指第二指节背面着力，自前额经太阳转迎香至颊车达于下颌，小幅快速边擦边移，状如"3"字，反复 3～5 遍（图 1-34）。

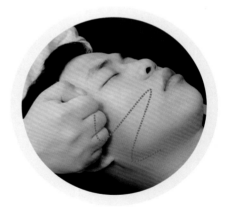

图 1-34　"3"字擦面法

● 特点与功效 ●

1. 面部皮肤娇嫩，不宜掌擦，以拳背着力摩擦局限轻巧，是手法灵活性的表现。

2. 祛风散邪。疏通面部阳络，用于风邪入络之面瘫、面肌痉挛。

3. 美容。本手法提高皮肤弹性，改善血液循环，是美容中重要的手法。

● 操作技巧 ●

1. 手法力达皮表即可，不可重力按压。

2. 紧擦慢移，两手对称。

第七节 揪捏法

一、揪捏鼻梁法

● 基本操作 ●

患者仰卧，医者拇、食指对合，自鼻根经鼻梁至鼻尖，逐点提捏鼻部表面皮肤，反复 3～5 遍（图 1-35）。

● 特点与功效 ●

1. 鼻尖以上皮肤松弛，易于手法操作，通鼻效用明显。

2. 开窍通鼻。用于鼻部诸症，如鼻塞、流涕、鼻痒、鼻痛等。

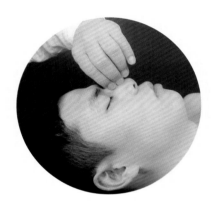

图 1-35　揪捏鼻梁法

3. 明目提神。本手法作用于两目之间，有醒脑明目的作用，用于久坐久视久思后视物模糊、头胀、眩晕、额眉不展等。

● 操作技巧 ●

1. 提捏自印堂起需捏满，上提需有力，防止滑脱损伤皮肤。鼻尖处皮肤紧韧，可改揪皮为捏鼻。

2. 拇食指可酌情相对捻动，以提高刺激量。

二、揪旋耳廓法

● 基本操作 ●

患者仰卧，医者一手扶于头顶部固定，另一手拇指置于耳轮内，其余四指呈扇形于耳背与拇指相对捏合。略向外向后牵拉，保持拉力顺时针、逆时针旋转耳廓各 12 遍（图 1-36）。

1. 运用牵引下的旋动将手法力经耳道内传至中耳，是治疗耳部疾患的重要方法。

2. 行气通耳。本手法以外达内，运行耳内气血，通畅外耳道，恢复鼓膜弹性，调整中耳内压，是治疗耳鸣、耳聋、重听等耳疾的常用手法。

3. 清窍止眩。本手法通耳窍而清脑，并通过耳的平衡作用而止眩晕，可辅助治疗梅尼埃病、耳石症等耳源性眩晕。

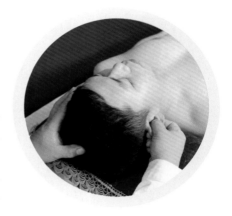

图 1-36　揪旋耳廓法

● 操作技巧 ●

1. 旋转耳廓时保持各个方向上的牵引力，以带动耳内。

2. 动作稳定，不可使耳廓扭转变形，四指在耳背如托重物。

注，本手法亦可坐位操作，此时手形略有变化，将食指置于耳轮内，余于耳背与食指形成对合捏实，功效相同。

三、揪捏头皮法

● 基本操作 ●

患者坐位或仰卧位。医者五指分开，伸入头顶发根，轻轻握抓，将头顶部头发揪起，微微前后左右移动数次。然后，拇指与食指指侧相对，捏起枕后两侧较松弛的头皮，牵拉并弹出，反复 3～5 遍（图 1-37A、图 1-37B）。

● 特点与功效 ●

1. 本手法根据头顶、枕后头皮紧绷度的不同选用两种手法牵拉头皮，均起到松解头部筋膜的作用。

2. 松筋止痉。头顶为帽状腱膜覆盖，张力较高。久视久坐后此筋膜易紧绷僵硬，本手法可直接松解，对于紧张性头痛、头重如裹、头晕目胀、情绪不佳、精神萎靡均有解痉和振奋作用。

3. 平阳安神。头为诸阳之会，肝阳上亢易致头皮紧缩、疼痛沉重，本

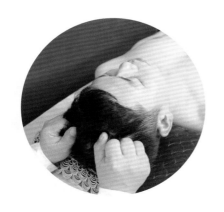
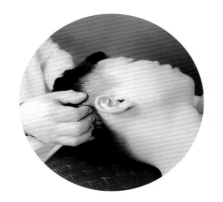

图 1-37A　揪捏头皮法　　　　　　图 1-37B　揪捏头皮法

手法开郁通阳，有行气散郁作用，用于肝阳上亢、心火上炎、阴虚内热所致的头重、头痛、失眠、多梦、烦躁等。有辅助降压作用。

● 操作技巧 ●

1. 揪发时垂直向上，揪抓要满实、力量要均衡，避免扯动而脱发。

2. 枕部操作亦可运用揪发手法，但捏弹效果更直接。

3. 本手法重点在于揪起和捏起时的移动和提捻，以扩大头皮下间隙，行气活血。

四、牵拉人迎法

● 基本操作 ●

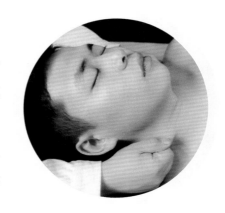

　　患者仰卧，医者拇指与食指相对，捏起颈侧人迎穴区皮肤及皮下组织，两手相反用力向外牵拉，持续 5 秒钟后放松，可反复操作 3～5 遍（图 1-38）。

● 特点与功效 ●

1. 颈侧皮肤及皮下组织疏松，易于牵拉捏捻，且此处不宜使用向内的按揉手法，故选用本法引动颈内组织，促进气血运行。

图 1-38　牵拉人迎法

2. 宽喉利咽。用于咽喉肿痛、音哑、失音、梅核气等。

3. 消肿化积。本手法可作为辅助手法用于颈部积聚肿胀的治疗，如西医学的甲状腺肿、甲状腺结节、食管炎等。

● 操作技巧 ●

1. 两手对称平衡，牵拉时间不宜过长，可反复数次以增强刺激量。

2. 提捏时注意轻柔，不可向内按压或弹拨颈侧深层组织。

3. 可适当嘱患者配合吞咽或发音动作。

五、捏捻眉弓法

● 基本操作 ●

患者仰卧，医者双手拇指与食指相对，捏起眉弓内侧两手交替由内向外逐点连续捏捻至眉梢，可反复 3～5 遍（图 1-39）。

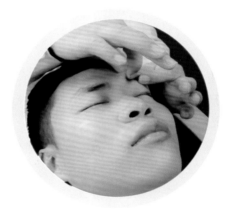

图 1-39　捏捻眉弓法

● 特点与功效 ●

1. 本手法捏捻眼眶上缘肌筋，取太阳为目上纲，松筋祛风功效显著。

2. 协调上睑。太阳为目上纲，本手法用于外感、内伤所致上睑疼痛、松弛、下垂、睁闭失司的各类疾病。如面瘫、面肌痉挛、中风后遗症等。

3. 解痉止痛。外感风寒暑湿，或内热伤阴，或瘀阻络脉或目络不通，均可导致目痛、眶痛，如三叉神经痛、面瘫、感冒、青光眼等，本手法止头目痛效果显著。

● 操作技巧 ●

1. 由内向外，不可逆行。

2. 捏起后略向上牵拉，并可适当捻动，以增强疗效。

3. 注意不可按压触及眼球，局部明显肿胀者不可用。

第八节 归挤法

一、归挤少阳法

● 基本操作 ●

患者仰卧，医者双手掌心着力，分置于头两侧耳上部，两手同时相对用力挤压头部，持续5秒钟，可反复3～5遍（图1-40）。

● 特点与功效 ●

1. 相对挤压，有归原内敛作用，是安神清脑的有效方法。

2. 敛神清脑。本手法归挤回收，有潜阳敛阴作用，用于头痛、眩晕、紧张、萎靡等。由于其安神静脑作用，常成为头部治疗的结束手法。

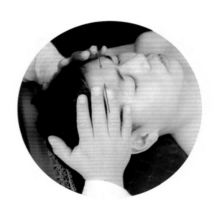

图1-40 归挤少阳法

● 操作技巧 ●

1. 相对平稳渐进用力，接触面积需大，而挤压力也应逐渐增至最大。

2. 着力在颞部，避开耳及太阳穴。

二、挤合下颌关节法

● 基本操作 ●

患者仰卧，医者双手大鱼际着力于两侧耳前下颌关节处，余指向前自然置于下颌支及下颏处。双手相对用力挤合下颌，同时以两侧四指调整下颌位置至居中，持续5秒后放松，反复3～5遍（图1-41）。

1. 本手法利用挤合与对称调整，矫正下颌关节位置，促进双侧下颌对称与居中，是治疗下颌紊乱与美容的常用方法。

2. 对合下颌。本手法矫正下颌关节，是治疗下颌关节紊乱及下颌关节脱位后松弛疼痛的主要手法。

3. 美容。下颌居中及位置平衡是面部形态的重要标志，本手法微调下颌，可纠正面部轮廓不对称，左右面部大小不一等现象。

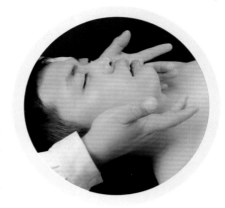

图 1-41　挤合下颌关节法

● 操作技巧 ●

1. 大鱼际对挤于下颌突处，在四指调整下颌位置时双手需配合做出微调动作。调正后保持正确位置挤压数秒。

2. 可适当嘱患者开合或错动下颌以利于调整。

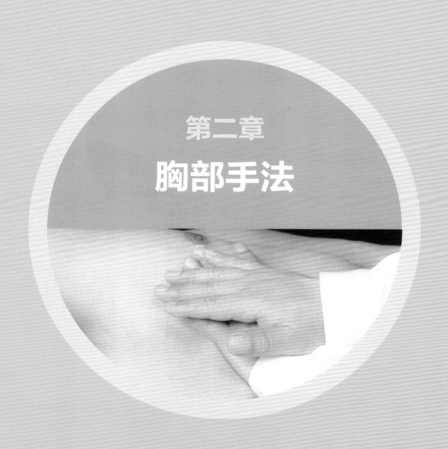

第二章

胸部手法

第一节 推法

一、胸部分推法

● 基本操作 ●

　　双手五指分开，五指指端着力，自前正中线至两侧腋中线，从上而下分推肋间隙 3～5 遍（图 2-1）。

● 特点与功效 ●

　　1. 本手法作用于整个胸廓前部，平和舒适，常被用作胸部治疗的准备手法。

　　2. 开胸理气。本手法梳理胸胁，通畅气机，是临床治疗气短、胸闷、气逆上冲的主要手法。

　　3. 宁心安神。胸廓为心之宫墙，本法对于心悸、怔忡、郁怒气急等均有辅助作用，也常用于失眠的辅助治疗。

　　4. 降逆平喘。本法通利肋间，顺畅呼吸，有理肺利气之功，用于咳、喘、上气、多痰等症。

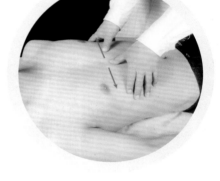

图 2-1　胸部分推法

● 操作技巧 ●

　　1. 指端着力，吸定即可，不必过力，轻灵为宜。

　　2. 手法原则上应推理肋间隙，但在具体操作中可酌情调整手形，保持对胸廓分推的均匀连贯即可。

　　3. 配合呼吸操作理气作用更显著。

二、直推胸骨法

● 基本操作 ●

掌根着力，自天突至剑突直推 3～5
遍（图 2-2）。

● 特点与功效 ●

1. 本法作用于胸骨，内引气机下
行，是降逆的重要手法之一。

2. 降逆利膈。用于呃逆、嗳气、气
短、胸闷。

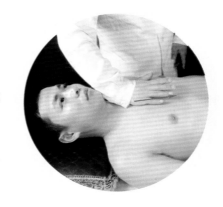

图 2-2　直推胸骨法

3. 宣肺化痰。本手法以膻中为主的任脉诸穴有化痰开胸、宣肺利气的
功能。故本手法常用于咳喘、痰鸣、咽痛、音哑等。

4. 行气解痉。胸骨后为食管，本手法对于食管阵发性痉挛、梅核气、
反流性食管炎均有治疗作用。

● 操作技巧 ●

1. 本法虽为推法，但胸骨坚实，为提高内引通脉效用，多用掌根着
力，下压力需大于其他部位的推法，操作时可缓慢重着。

2. 宣肺行气时可配合呼吸，降逆止痉时可配合吞咽动作，灵活操作。

3. 剑突虚软，推至此处需轻柔收力。如以平膈和胃为主，可连接腹部
直推法。

三、推胁肋法

● 基本操作 ●

患者上肢上举，暴露胁肋部。医者
自腋下至髂嵴，以全掌着力直推，反复
5～10 遍（图 2-3）。

● 特点与功效 ●

1. 本手法通利少阳枢机，兼理肝
脾，是开郁行气的重要手法。

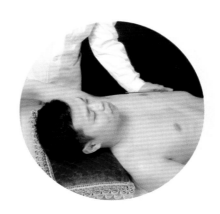

图 2-3　推胁肋法

2. 疏通少阳，用于治疗胆热内扰、少阳枢机不利之胁痛、多痰、太息、胸闷、口苦、恶心、食欲不振等。

3. 和解肝脾。胁肋为足厥阴经所布散，而大包穴又为脾之大络，此部位手法可消气解郁，健脾开壅，对于肝脾不和所致胁胀、痞满、嗳气吞酸、上腹胀气均有良效。西医学的单纯性脂肪肝、高脂血症、糖尿病、慢性胆囊炎等属此证候者均可使用。

4. 开胸顺气。用于治疗胸胁屏伤、胸闷、心悸、咳喘、痰鸣等。

● 操作技巧 ●

1. 全掌着力，接触面积应大，保持稳定的下压力，并根据胸胁、腹侧、髂骨的软硬起伏调整手法压力，确保手法持续均匀，不要有跳动和停滞感。

2. 推动时可稍慢，略显重着，线路可延长至大转子。

3. 浮肋软脆，推至此处时要轻柔松快。

4. 配合呼吸效果更佳。

第二节　揉法

一、掌揉膻中法

● 基本操作 ●

　　双掌交叠，以掌心吸定膻中穴，顺时针揉动 5～10 遍（图 2-4）。

● 特点与功效 ●

　　1. 本手法直接作用于膻中穴，平补平泻，发挥该穴治疗作用。

　　2. 理气降逆。用于治疗胸闷、痰喘、咳嗽、呃逆、嗳气、食管痉挛等胸膈气机不利、逆气上冲者。

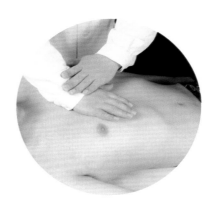

图 2-4　掌揉膻中法

　　3. 宁心安神。用于治疗心悸、怔忡、烦躁、郁怒、心慌等心神不安、心气受遏者。

● 操作技巧 ●

　　1. 膻中穴位于胸骨正中，皮下脂肪较少，故操作中掌缘着力，劳宫虚对膻中，不必带动过多皮下组织。

　　2. 亦可改用四指并拢，指面着力的指揉法。

二、揉大包法

● 基本操作 ●

　　患者上肢上举，暴露胁肋。医者以

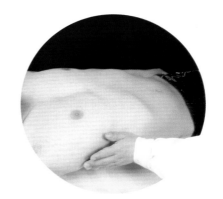

图 2-5　揉大包法

大鱼际或掌心正对大包，顺时针旋转揉动 5 ~ 10 遍（图 2-5）。

● 特点与功效 ●

1. 本手法发挥手法操作灵活的特点，对大包穴这一脾之大络作用直接、充分。

2. 和解肝脾。大包为脾之大络，胁肋为肝胆所居，本穴按揉有调和肝脾作用，对中焦失和所致痞满、胁痛、嗳气吞酸、腹胀均有良效。是疏肝郁降逆气的重要手法。

3. 化痰消积。本手法擅治痰气交结，有柔肝利胆，和胃健脾之功，用于治疗慢性胆囊炎、脂肪肝、乳腺增生等。

4. 降逆止呃。大包穴广泛络连足少阳、足厥阴、足太阴，利膈开壅，是治疗呃逆、上气、太息、嗳气等气机不利的重要手法。

● 操作技巧 ●

1. 胁肋皮肉松薄，不可过力。

2. 鱼际揉法刺激量稍大，可用于清热降逆化痰开郁。掌心虚对大包按揉则轻柔和缓，用于健脾柔肝和胃消胀。

3. 可配合呼吸操作，如随呼气下按重揉，吸气松收轻揉，形成节律。

三、指揉锁骨下窝法

● 基本操作 ●

医者拇指指面或四指并拢，指面着力自内向外按揉锁骨下窝 3 ~ 5 遍（图 2-6）。

● 特点与功效 ●

1. 本手法以气户、中府、云门为中心，宣通肺气内和胃腑，是手法用穴灵活的又一体现。

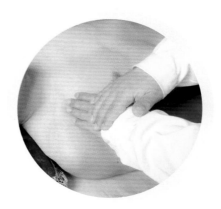

图 2-6　指揉锁骨下窝法

2. 宣肺止咳。锁骨下窝区为肺之上端，手太阴经气所出，本手法有通宣肺气、理气开胸的功效。用于治疗咳嗽、痰喘、音哑、咽痛等。

3. 调和肺胃。本手法兼顾足阳明与手太阴，有化痰和胃、降逆和中的功效。用于治疗食后咳喘、呃逆、嗳气吞酸、气短腹胀等。

4. 利气化痰。本手法通过开胸顺气和中通调，有化痰开郁之功效，用于治疗梅核气、乳腺增生、咽肿等。

● 操作技巧 ●

1. 本法多面对患者单侧操作，亦可坐于患者头前双侧操作。

2. 本手法刺激量较大，常有向胸膈及上肢内侧放射感，应由轻到重施术。

3. 可牵拉上肢作外展内收动作配合按揉，或迎随患者呼吸，呼加吸减，随胸廓起伏有节律地操作。

第三节 点按法

一、点按天突法

● 基本操作 ●

医者拇指屈曲，以指端点按天突穴约半分钟（图 2-7）。

● 特点与功效 ●

1. 天突穴位于咽嗌要冲，沟通上下外内，本手法是充分利用该穴的主要技术。

2. 利气开音。本手法通畅气机，松解咽喉部肌筋，用于音哑、失音、咽痛等。

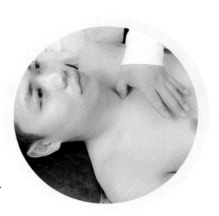

图 2-7　点按天突法

3. 降逆开结。用于治疗气机不利所致呃逆、食管痉挛、嗳气，且可直接作用于咽嗌，是治疗梅核气的重要手法。

● 操作技巧 ●

1. 拇指屈曲，以指端着力，力向膻中后 1～2 寸处，不可垂直下压。

2. 迎随患者呼吸调整力向和按压深度，避免刺激咽喉。

3. 可酌情嘱患者配合以吞咽或发声动作，增强疗效与指向，仍需注意不可直接刺激咽喉。

二、点按缺盆法

● 基本操作 ●

医者一手拇指指腹点按单侧锁骨上窝约半分钟（图 2-8）。

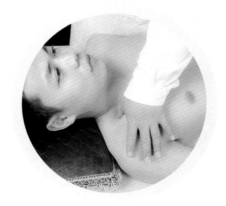

图 2-8　点按缺盆法

● 特点与功效 ●

1. 缺盆穴居躯干头颈之间，内藏肺脏，手足阳经均行于此，外治诸法中，手法用之安全高效。

2. 理肺顺气。缺盆为胸廓上口，内藏肺尖，按之可通宣肺气，用于治疗咳喘上气诸症。

3. 降逆和胃。缺盆通于阳明，对于胃气上逆之呃逆、嗳气、吞酸、胸闷等均有和降之效。用于治疗食管反流效果显著。

4. 化痰利咽。用于治疗音哑、失音、咽痛、梅核气等，现代临床亦用于甲状腺诸症的辅助治疗。

5. 开窍行气。缺盆为胸廓上窍，穴感强烈，且为肺之尖，有通行宗气、开窍明心的作用。用于晕厥、心脏骤停、气闭等危重症的急救和辅助治疗。

● 操作技巧 ●

1. 本穴敏感，不可重力点按，应由轻到重施术。

2. 本手法多单侧操作，如双侧操作，手法宜轻，不可暴力按压。

3. 可配合呼吸轻重交替点按，患者多有胸廓上部及腋下放射性酸胀感。

三、点按极泉法

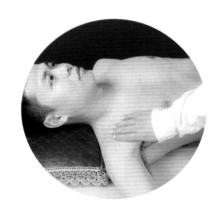

图 2-9　点按极泉法

● 基本操作 ●

患者上肢略外展，暴露腋窝，医者四指在上，拇指置于腋窝中点，向上点按（图 2-9）。

● 特点与功效 ●

1. 极泉位于腋窝正中，沟通上肢与躯干，手法对此穴操作性强，穴位治疗作用可得以充分发挥。

2. 宁心开胸。极泉穴属手少阴，内通心脏，点按此穴对心悸、胸闷、气短、烦躁有明显的治疗作用。

3. 行气通脉。极泉为手少阴出胸廓入上肢之要冲，且与手厥阴密切相联，对于由于颈椎病、胸廓上口综合征、肩肘损伤等所致的上肢麻木疼痛均有良效。

4. 通乳化结。极泉通过手少阴、手厥阴通于乳，为产后通乳的要穴，本手法是治疗乳腺诸病症如乳腺炎、乳腺增生、积乳的重要手法。

● 操作技巧 ●

1. 极泉穴敏感，点按过程要由轻到重，不可暴力。

2. 点按方向指向缺盆，并牵引上肢，穴感更强。

3. 配合患肢外展内收动作，形成轻重交替，效果更佳。

四、胸廓呼吸按压法

● 基本操作 ●

医者叠掌按压于患者胸肋疼痛处或肋软骨突起处，或锁骨胸骨端损伤处。嘱患者深呼吸，于呼气胸壁下降时着力下按，反复操作 3～5 遍（图 2-10）。

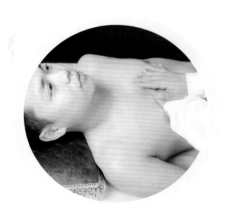

图 2-10　胸廓呼吸按压法

● 特点与功效 ●

1. 本手法利用呼吸产生的肌筋舒缩与关节开合，施以外力形成叠加，治疗胸廓内外诸症。

2. 通利筋骨、顺气止痛。本手法是治疗各类原因所致胸胁屏伤、肋软骨损伤、胸肋筋膜损伤的基础手法。如久咳久喘后胸痛岔气、外伤后胸胁痉挛疼痛、郁怒后胸膜疼痛胀气、运动后胸肋疼痛等。根据具体疼痛部位施术。

3. 宁心宣肺。膻中、乳中区的呼吸按动法有通宣宗气、开胸降逆的作用，用于治疗心悸、气短、呼吸不畅、怒后气喘、太息等。

● 操作技巧 ●

1. 患者吸气时吸定治疗点，呼气时随胸廓下降梯次增加按压力，保持均匀稳定的节奏增加刺激量至呼气末。反复操作时再随吸气逐渐松收按压力，不可骤按骤收。

2. 治疗点根据具体病况选取如肋软骨、胸骨、胸锁关节处等，多用掌心正对病点虚按，不可过度按压。

3. 下按随呼吸而入，均匀是关键，若手法控制力强，可改用波浪式冲击按压，此时更需感知胸壁张力变化。

五、牵臂按压法

● 基本操作 ●

　　医者一手牵拉患肢腕部，另一手掌根或四指端按压于锁骨下窝、肋软骨、肋弓等治疗点，牵拉上肢行外展内收旋转被动运动，同时着力按压治疗点，形成合力，反复 3～5 遍（图 2-11）。

● 特点与功效 ●

　　1. 本手法是被动运动按动法，利用上肢运动产生的肌筋开合和关节微动施以按压，对胸廓筋骨筋膜调和理顺作用显著。

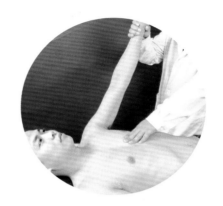

图 2-11　牵臂按压法

　　2. 舒展肌筋、滑利骨节。本手法被动牵拉胸廓肌筋，使胸肋、胸锁产生微动，用于治疗胸胁屏伤、肋软骨炎、胸肋损伤、郁怒后胁肋胀痛、胸肋走窜痛等。

　　3. 疏肝开郁。本手法作用于胸胁肝胆循行部位，且对手之三阴牵引通畅作用明显，对于郁怒伤肝、肝火上扰所致胸胁窜痛、气短、太息、心悸、胸闷有效。

　　4. 通乳开结。本手法引动手三阴，按压胸胁，常用于通乳，治疗乳腺增生、积乳、乳腺炎等。

● 操作技巧 ●

　　1. 本手法重点技巧在于牵拉上肢与按压的相互呼应，形成合力，二力不可分离。

　　2. 对于患肢的牵引要均匀持续，在整个运动过程中都要保持这一牵引力，不可丢力，亦不可跳动。

　　3. 按压在上肢运动的催动下进行，注意体会指掌下的舒展与收缩，随动作和肌筋关节变化而微调，保持均匀持续、稳定有力。

第四节 拿法

拿揉腋前筋法

● 基本操作 ●

医者一手牵于患侧上肢腕部使上肢略外展，另一手拇指在腋窝正中，四指在外，拿揉腋前以胸大肌、胸小肌、三角肌前缘等构成的腋前筋（图2-12）。

● 特点与功效 ●

1. 胸壁上外侧与上肢连接处是手三阴所出，行气通脉作用明显。

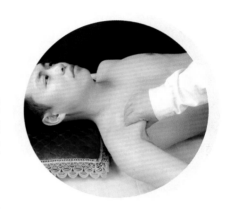

图2-12 拿揉腋前筋法

2. 宣肺理气。通利手太阴经气运行，治疗肺气失宣所致咳、喘、胸闷、音哑、肩前胸壁窜痛等。

3. 宁心安神。腋前为手少阴、手厥阴所出，为心君宫城之隅，调理宗气、静心定志作用明显。用于心悸、胸闷、怔忡、气短、太息诸症。

4. 活血消癖。本手法作用于肌筋丰厚处，改善循环、促进血运，是治疗相关乳腺疾病的主要手法之一，用于乳腺增生、缺乳的治疗，也用于乳腺炎、乳腺肿瘤的辅助治疗。

● 操作技巧 ●

1. 适当外展，使腋前筋处于一个张力略高的状态，以利于拿法的展开，需拿满拿实。

2. 可以腋为中心，适当向胸壁、上臂内侧移动拿揉。

3. 若在拿揉过程中随肌张力的变化而调整上肢角度，适当运动上肢以保证拿法的饱满着实，效果更佳。

第五节 弹拨法

弹拨腋前筋法

● 基本操作 ●

手形如拿腋前筋法，改为五指指端着力，捏拿腋前筋，嘱患者顿咳出声，同时弹拨此筋（图2-13）。

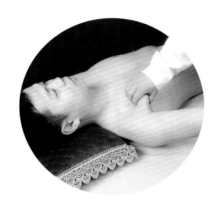

图2-13 弹拨腋前筋法

● 特点与功效 ●

1. 本手法充分利用腋前筋通利手三阴、行气理气的作用，以顿咳引动胸内气机，形成二力相合的叠加功效。

2. 宽胸理气。用于胸廓气机不畅，肺气失宣所致胸闷、气短、肩胸窜痛等。

3. 解痉止逆。本手法以顿咳外引内连，通畅气机，对于呃逆、食管痉挛之胸痛、发音不利、胸胁屏伤均有效。

4. 清心醒脑。本法刺激量大，振奋气机，对于情志抑郁所致胸闷不舒、精神萎靡有提振胸阳、醒神宽心的作用。

● 操作技巧 ●

1. 先行提拿腋前筋，使患者有舒适感，不可令患者紧张对抗。

2. 把握时机，顿咳与弹拨同时，如先嘱患者深吸气至有阻滞感或疼痛感后再行施术更佳。

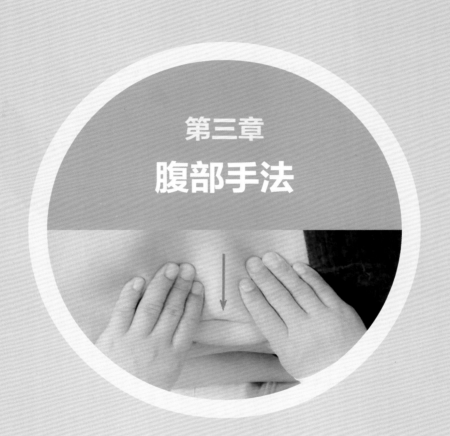

第三章

腹部手法

第一节 揉法

一、运腹法

● 基本操作 ●

　　双手掌心分置于中脘与关元处，略下按吸定，顺时针、逆时针揉运全腹各6～12遍（具体次数可根据病情酌情而定）（图3-1）。

● 特点与功效 ●

　　1. 本法特点是作用面积大，刺激轻柔而均衡，舒适感强，也常用为腹部按摩的起始手法。

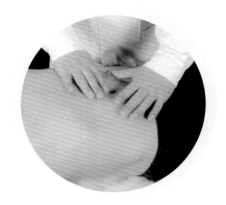

图 3-1　运腹法

　　2. 运动腹腔内脏器，尤其对胃肠道的运动和分泌有着促进作用，广泛用于消化系统疾病，如慢性胃炎、便秘、慢性腹泻等。其操作广泛涉及上下消化道，对因消化道运动节律失调所致的胃肠功能紊乱症疗效显著，是治疗以肠易激综合征为主的胃肠功能紊乱症的主要手法之一。

　　3. 促进腹腔内脏器、腹膜及相关系膜、韧带间的相对位移及摩擦，改善腹腔内循环，对腹腔内脏器自身代谢具有积极作用，是按摩治疗高血压、糖尿病、脂肪肝、高脂血症等代谢性疾病常用手法。尤其其扩张毛细血管、增加外周血容量的效果，成为按摩临时降压的主要手法之一。

● 操作技巧 ●

　　1. 本法意在带动全腹，动作幅度需大，从而产生内脏位移和相互摩擦的效应。故手法操作注意重在动而非压按。

　　2. 操作中掌心吸定中脘、关元二穴，虎口对含神阙。运揉过程中又需以双手尺侧、掌根、四指指腹交替连续着力，如运球于腹内，灵动而可控。

二、逐点按揉法

● 基本操作 ●

以双侧梁门、双侧大横、双侧水道、中脘、关元为基点，自中脘起顺时针逐点按揉。每穴按揉 3～5 遍，每次操作 5～10 周（图 3-2）。

● 特点与功效 ●

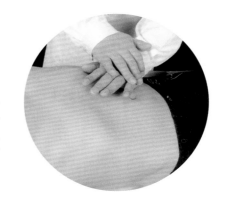

图 3-2　逐点按揉法

1. 本法以脐周主要穴位为中心，按揉量较大而集中，且仅为顺时针操作，通腑降气，调和脾胃功能显著。

2. 本法以足阳明经、足太阴经及与脾胃相关的腧穴为主，益气和中效应显著。广泛用于以脾胃虚弱为特征的多种疾病，如慢性胃炎、胃肠功能紊乱症所致嗳气、腹胀、消化不良等。尤其本法重在和中，是按摩治疗胃强脾弱所致易饥而食后腹胀、大便先硬后溏等症状的主要手法之一。

3. 本法顺时针操作，通腑效应明显，合于"六腑以通为补"的要旨。对于各种原因所致便秘、胀气均有良效。尤其本法和顺胃肠的作用，对于因胃肠运动功能障碍所致的肠易激综合征有很好的治疗作用，短期的规律治疗即可大大缓解因肠痉挛所致腹痛、腹泻。

● 操作技巧 ●

1. 掌心吸定穴位，叠掌逐穴按揉。起于中脘，依顺时针方向而止于中脘，做环周运动。

2. 按揉时应保持适当下压力于胃肠层面，需将按揉力集中于穴位局部，重在对穴位刺激的深透积蓄，不必过多牵引带动。

3. 根据不同腹形灵活操作，避开肋弓、髂骨，变换位点时要圆活。形成局部如螺旋入里，整体如圆环顺畅的效果。

三、抱揉法

　　双手掌心分置于双侧天枢，微对合并上托，交替揉动6~12遍（图3-3）。

　　1. 本法特点在于托抱上腹并对揉，不直接挤压胃脘。

　　2. 本法以间接和反向的方式促进胃肠蠕动，不刺激胃脘部，用于胃脘拒按

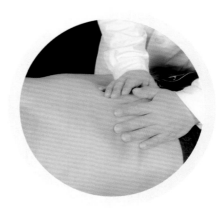

图3-3　抱揉法

的各类疾病，如胃肠炎腹部点按痛剧、胃肠胀气按之气逆嗳气等。

　　3. 本法对胃体有升举上托作用，是治疗胃下垂的主要手法之一。

　　4. 本手法着力于胃与小肠之间，有促进胃排空、协调胃肠运动的作用，是治疗食滞胃脘、消化不良胃肠运动紊乱的主要手法之一。

　　1. 双手五指张开，自脐旁如捧球般托于胃肠之间，有上托之意却不可着力向上推挤。

　　2. 掌心吸定双侧天枢，微着力对挤，形成合力。

　　3. 双手需在保持对合向上的整合状态下交替揉动，形成如捧球般圆滑可控的对揉。

四、指揉肋下法

　　四指并拢，以指腹着力于对侧肋弓下，另一手扶于四指指背助力，自剑突至浮肋反复按揉3~5遍（图3-4）。

　　1. 本手法为四指按揉，手法力呈线状作用于两侧肋弓缘处，是调肝胆以运

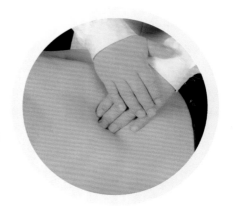

图3-4　指揉肋下法

中焦的主要手法。

2. 本法疏肝利胆，是柔肝解郁、开通枢机的常用腹部技术。适用于情志所伤而致的各种疾患。如失眠、多梦、抑郁、易怒、惊悸等，广泛用于失眠、更年期综合征、抑郁症、神经衰弱等中医辨证与肝气郁结相关疾病中。

3. 本法疏肝利胆而健运中焦，是治疗肝气犯脾、胆胃不和等中焦失运一类疾病常用手法，如腹胀、嗳气、痞满、胁肋胀痛、食欲不振、胸闷气短、大便溏结不调等症状多属此类。西医学脂肪肝、慢性胆囊炎、胃神经官能症等均适用。

4. 本法从肋弓区入手和运中焦，也常用于胃腑胀满、气机不降所致上腹胀痛拒按、胃脘痞闷不舒的治疗。尤其对于胀满严重，难以耐受腹部按压手法时，本手法常被用于起始手法，先行降气开腑，缓解患者对于腹部手法的抗拒，为下一步治疗打下基础。

● 操作技巧 ●

1. 如腹部肝脾触诊，先将四指向肋弓内缘按压，至肝脾触诊深度，保持此按压力揉动。

2. 操作中可配合呼吸，迎随患者自然呼吸，或引导患者深呼吸，于呼气时腹壁放松下沉时着力下按并揉动。

3. 对侧操作，由剑突至浮肋，呈线状螺旋推揉。

4. 本法重在行气柔肝，故宜轻快灵活，不可重滞和强刺激。

五、指揉少腹法

● 基本操作 ●

四指并拢，指腹着力，另一手扶按于指背助力，自五枢经腹股沟内缘至中极，呈线状按揉，反复 3 ~ 5 遍（图 3-5）。

● 特点与功效 ●

1. 本手法作用于骨盆腹侧前缘，是松解盆周肌筋、调适骨盆的重要手法。

2. 本手法松筋通经、运行气血、和

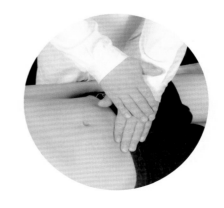

图 3-5 指揉少腹法

解盆腔，是妇科、男科疾病常用手法。广泛用于月经不调、痛经、闭经、功能性不孕症、前列腺增生、阳痿等。

3. 本法作用于侧腹，对左侧的降结肠和右侧的升结肠均有推运效用，促进结肠蠕动和排便，故也常用于治疗便秘。

4. 本法调适骨盆，可增强盆腔前侧肌筋弹性和平衡，故对盆腔脏器正侧下垂有升提稳固作用，尤其相应五枢、维道等穴合于带脉，起到约束定位作用，故本法亦是治疗子宫下垂、脱肛、压力性尿失禁等疾病的主要手法之一。

● 操作技巧 ●

1. 本手法手形如盆腔触诊，指腹着力，于骨盆前缘呈弧线状螺旋按揉。

2. 手法以髂前上棘、髂前韧带、腹股沟韧带、耻骨上缘、盆底肌筋等坚固结构为基础着力，四指力量均匀，力向盆腔内侧及盆底。

3. 操作中可迎随患者自然呼吸，必要时可引导患者深呼吸，于呼气时着力内探并揉按，以实现更好的深透。

4. 区别不同疾病调整手形与方向。如便秘者按揉力层面可稍浅，于肠管处着力即可，按揉部位也可稍内移至结肠投影区；妇科疾病着力应深入盆腔内，以髂前、髂窝、腹股沟为重点；男科疾病则应着重操作腹股沟区及耻骨上缘深面，如前列腺增生，可于耻骨上缘以指端着力深按入里并揉动。

六、扣脐环揉法

● 基本操作 ●

一手五指并拢，掌心空虚，以此虚掌扣于脐中，另一手交叠其上以助力。以脐为中心，以虚掌之边缘着力，交替环转揉动脐周，顺时针、逆时针各 6～12 遍（图 3-6A、图 3-6B）。

● 特点与功效 ●

1. 本法为虚掌扣揉法，含脐而不按脐，是益气温阳的重要手法。

2. 脐为神阙，内藏元气，后合命门。以劳宫合于神阙旋揉，有温里益气、补肾培元的功效。用于各类虚证、寒证。如肾阳亏虚之腰腹冷痛、阳痿、月经不调、宫寒不孕、夜尿频多等。也可用于脾胃虚寒所致胃痛、腹胀、畏寒、泄泻、完谷不化等。

3. 本法对肠道疾患亦有良效，通过对脐周小肠区域的操作可固肠散

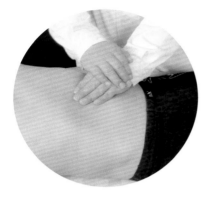

图 3-6A　扣脐环揉法

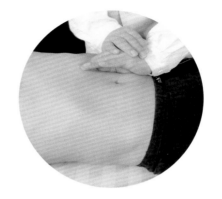

图 3-6B　扣脐环揉法

寒，治疗肠虚腹泻、寒湿泄泻、寒凝腹痛等。

● 操作技巧 ●

1. 含脐而不动脐，掌缘着力而意在脐中。

2. 以虚掌吸定神阙并遥指命门，环揉应着实、持重，动作内敛集中。

3. 环揉过程中掌缘、指腹、掌根交替着力，形成按揉。操作中非着力处仍需保持相对稳定的压力与吸定力，从而维持手法连续，使合力不断。此时，叠于掌背的辅助手应予配合，协助完成轻重交替而连绵起伏的环状揉动。

七、腹侧推揉法

● 基本操作 ●

双手分置于腹侧浮肋与髂间空软处，微对合，如波浪状推拨揉动 6 ~ 12 遍（图 3-7）。

● 特点与功效 ●

1. 本法推、拨、按、揉复合，着力于腹侧足厥阴经、足少阳经、足太阴经及带脉，具有行气开郁、通利枢机、增强带脉的作用。

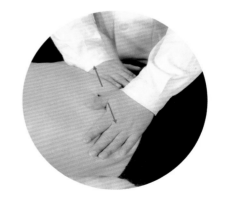

图 3-7　腹侧推揉法

2. 本法重在足少阳、足厥阴二经，疏肝利胆，用于治疗肝郁气滞、胆热内扰、肝脾不和、胆气犯胃等证候。常表现为腹胀、胁肋走痛、腹内气窜、消化不良、胁下岔气、胸闷不舒、头重眩晕等。

3. 侧腹有带脉走行，本法有增强带脉约束功能作用，常用于月经不调、脱肛、子宫下垂、胃下垂、单纯性肥胖等。

4. 由于侧腹部日常运动较少，气血运行不畅，适当的侧腹推揉可以增强腹腔内微循环，对改善脏器代谢、促进内脏功能同样具有良好作用，故本手法亦是上述各式以腹部行气活血、改善脏器运动为目的的手法的补充。

● 操作技巧 ●

1. 双手分置于侧腹，微对合，保持此对合力下行推揉，如无此对合力则力散失中，难以起效。

2. 操作是推、拨、按、揉的手法复合，即同侧手以推揉为主，对侧手以回拨揉动为主，同时保持上述对合按压力。

3. 操作中手法状如波浪，应注意利用肋弓及髂嵴的固定作用，使双手在胸腔与骨盆两个骨性结构间大幅度地移动，保证力聚不散又开合灵活。

第二节　拿法

一、提拿腹中线法

● 基本操作 ●

　　双手并置，拇指与四指相对，沿腹中线，自剑突至曲骨向上提拿腹部皮肉，反复 5～10 遍（图 3-8）。

● 特点与功效 ●

　　1. 本手法作用面积大，拿而上提，是腹部按摩重要的向外、向上，以"开"为特点的手法，对腹腔内脏器及筋膜有

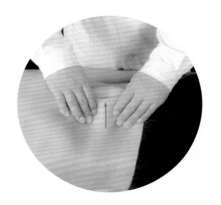

图 3-8　提拿腹中线法

着牵拉、外引、疏散、开达的作用，是诸多腹部拿法的基础手法。

　　2. 本法通腑作用强，对于食滞胃脘、腑实不通所致胃胀、嗳气、痞满、便秘均有良效。适用于各种原因所致腹满胀气、消化不良。

　　3. 拿法向外、向上，不增加腹内压力，故适用于腹胀拒按或按之不舒者。常作为腹部按摩前导手法，一则消胀行气，二则消除患者紧张与不适感，为进一步治疗打下基础。

　　4. 本法牵引内在腹膜及各脏器系膜，活血力强，对于腹内微循环改善有很好的促进作用。故亦是治疗各类代谢性疾病和循环障碍性疾病的常用手法，如高血压、糖尿病、高脂血症等。

　　5. 深在有力的提拿腹肌法可引导手法力至腹腔后壁，降低腹腔内压力，对于腹腔神经丛及相关交感神经有正向调整作用，故本法也是以自主神经紊乱为主的一类疾病常用手法，如神经衰弱、失眠、更年期综合征、胃肠功能紊乱症等。

● 操作技巧 ●

　　1. 提拿时应将腹肌，即腹中线两侧皮肉拿满拿实，以指腹、掌根、鱼

际共同着力，操作面积越大，舒适感越强，疗效也越佳。

2. 对于肥胖者，可先行拇指与四指相对的推揉，待腹部皮肉脂肪聚于掌中时再行提拿。

3. 本法操作在外表的皮肉脂肪，而意在引动内在脏器及气血，故拿而上提，以增强牵拉作用。为提升效果，可在提拿过程中配合以抖法、颤法，以引力内达。或配合患者呼吸，利用呼吸中腹壁升降和腹腔内压变化调整提拿力度，如呼气时腹壁下降，此时着力上提，可增强对腹内筋膜的牵引作用。

二、提拿阳明经法

● 基本操作 ●

拇指与四指相对如上法，分别提拿两侧足阳明经走行路线腹部皮肉，反复5~10遍（图3-9）。

● 特点与功效 ●

1. 本法是上一手法的补充，将提拿线路分别于两侧足阳明经，功效与上法类似。

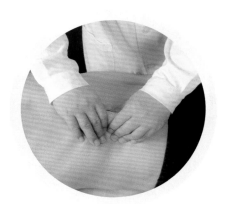

图 3-9　提拿阳明经法

2. 本法从两侧入手，可以避免严重的腹胀、腹痛，不能耐受腹中线提拿手法的患者。

3. 对于过度肥胖，腹中线无法完成提拿手法者可选用本手法。

4. 将提拿手法用于单纯性肥胖症的治疗中时，二法共同运用可扩大手法作用面积，增强疗效。

● 操作技巧 ●

1. 基本技术技巧同上法。

2. 依腹形，区别于提拿腹中线时的垂直上提，从两侧足阳明经提拿，上提方向可适当偏向上外侧，以增强牵引内达的效果。

三、提拿肋弓法

● 基本操作 ●

双手并置，拇指与四指相对，自剑突至浮肋，提拿肋弓区皮肉，反复5～10遍。（图3-10）

● 特点与功效 ●

1. 本法提拿部位在肋弓缘的横向区域，是足厥阴经、足少阳经、足太阴经、足阳明经走行路径，位属中焦。

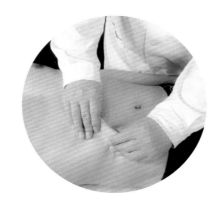

图 3-10　提拿肋弓法

2. 本手法调节肝胆作用显著，临床用于开郁利气，对各类因肝气郁滞、少阳枢机不利的证候均有良效。如症见胁痛、胸闷、失眠、烦躁、梅核气、腹胁窜痛、抑郁、易怒、眩晕等。

3. 本手法和解肝脾，用于治疗各类以肝郁脾虚、胆胃不和为特征的证候。如症见胃胀、胁痛、上气、吞酸、口苦等。西医学脂肪肝、高脂血症、慢性胆囊炎等即属此类。

4. 本手法作用于胸腹之间，有降膈利气作用，对于嗳气、呃逆、胸闷、气短、胸胁屏伤等亦是有效方法。同时，通过对内在筋膜的牵拉，对于肋弓下之腹膜、肝膜、相关脏器韧带均有促进血运、解除痉挛的作用，可很好的改善微循环与代谢。

5. 对于腹胀拒按或胃痛无法耐受腹部手法时，本手法可以作为前期治疗，具有缓急止痛、开郁行气、解除痉挛的作用，临床效果显著。

● 操作技巧 ●

1. 由于肋弓区皮肉较薄，手法可改用掌根或大鱼际与四指相对提拿，利于操作。

2. 本法意在将手法力内传入肝胆、脾胃，故提拿中必配合以抖动、振颤，以使手法力内传达里。

3. 为增强对肝、胆、脾等脏器的牵拉作用进而改善脏器循环与代谢，操作中提大于拿，上提方向可随肋弓走行略向外。并酌情配合呼吸以助力。

四、拿揉侧腹法

● 基本操作 ●

患者侧卧位，屈膝屈髋。医者站其后，拿揉侧腹浮肋与髂嵴间腹肌，反复5～10遍（图3-11）。

● 特点与功效 ●

1. 本手法集中于腹侧足少阳经循行路线，行气利胆、通滞解郁效应明显。

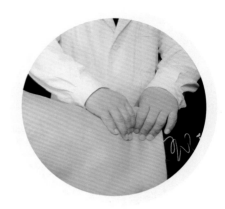

图3-11　拿揉侧腹法

2. 本法力专于足少阳经，故常用于胆火内扰、胆胃不和、肝胆气郁等证。症见胁肋胀痛、胸胁窜痛、口苦、恶心、烦躁、食欲不振等。西医学慢性肝胆疾病均可酌情运用本法。

3. 侧腹深面为结肠经行，本手法可间接作用于两侧结肠，对于便秘、慢性腹泻均适用。尤其某些因饮食不洁（节）、寒湿内侵所致的胃肠道痉挛疼痛，腹部拒按，可运用本法间接治疗，有缓急作用。

4. 侧腹为带脉所行，故本法也可作为妇科调经手法，尤其适用于肝胆郁滞证候者。

● 操作技巧 ●

1. 该部位松软敏感，操作中由轻到重，不可强刺激。且面积较小，可双手叠掌操作。

2. 该部位皮下可明显触及腹壁筋膜及腹外斜肌、腹横肌等肌肉，故本手法不仅提拿皮肉，更需拿揉至腹壁肌，手法不宜过重。

3. 如前法，可适当配合提抖和呼吸运动以增强手法力的内传入里。

五、提拿关元法

● 基本操作 ●

双手叠掌于小腹正中，行拿、提、收、放的规律手法，反复5～10遍（图3-12）。

● 特点与功效 ●

1. 脐下气海关元，内藏元气，宜补不宜泻，手法需柔和规律。本手法遵循此原则操作，是温补培元、益气固本的重要手法。

2. 用于妇科诸证，既可益气养血，又可温经散寒，更可行气化瘀，是调经的主要手法之一。

3. 用于男科诸证，如阳痿、早泄、腰膝酸软、夜尿频多等，有温阳益肾、培补命火的作用，是男科疾病主要手法之一。

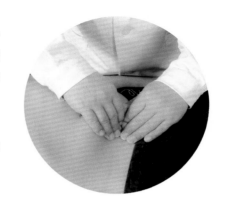

图 3-12　提拿关元法

4. 升阳举陷，用于治疗子宫下垂、脱肛、压力性尿失禁等。

● 操作技巧 ●

1. 本法培补为主，规律重于力度，拿、提、收、放的规律要在操作中完整体现。

2. 掌心吸定关元，上提时力度可稍大，意指命门，使关元、命门形成对拉牵引。

3. 可适当引导患者以小腹为中心行腹式呼吸，以增强提拿的内在牵引力和气内蓄。

4. 提拿时配合以振颤、抖动可增强手法效应。

第三节 点法

一、腹部点穴法

● 基本操作 ●

以拇指或中指指端或指腹置于具有相应治疗作用的穴位上，由轻到重，向腹部深层点按（图3-13）。

● 特点与功效 ●

1. 本手法通过挤压点按相应穴位起效，是按摩循经取穴的重要方法。

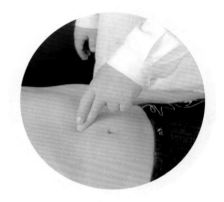

图 3-13　腹部点穴法

2. 腹部有足三阴经、足阳明经、足少阳经及任脉循行，穴位广布，各具功效。尤以其中的募穴、交会穴临床应用广泛。点穴手法功效即是所取穴位主治特性，其中变化需辨证而定。

3. 腹部神阙穴居脐中，不宜直接点按，临床常以气海、关元、天枢、阑门等穴代之，特说明。

● 操作技巧 ●

1. 点法方向原则上垂直于所取部位。

2. 在某些特定治疗中，点法应注意取穴导向。如点关元以温阳益气，手法可略向后上指向命门；点按鸠尾以降逆通腑时，手法应略向下，指向胃下口；点按腹结治疗便秘时，手法指向直肠及肛门方向；点按中极治疗膀胱湿热时，手法指向耻骨后等。

3. 腹部松软，故点按时应由轻到重操作，不可暴力下压。

4. 控制手法作用层面是手法取穴的关键之一，以梁门为例说明其技巧。以通腑行气，治疗胃部疾患时，点穴至腹腔中层，感受到胃内压时即可，此时略松收三分，保持点按五至十息；以治疗消渴，潜阳滋阴为目的时，点按深度宜深，点至腹腔深层，手法力越过胃后壁即可，如上略松收而蓄力；若以松解腹后壁，降低交感神经张力为目的，则应将点按力进一步深入腹后壁，此时可取屈膝屈髋位以降低腹内张力，而后如上松收积蓄。其余取穴均可依此法根据治疗目的和方向的不同调整点按深度和层面。

5. 点法手形多变，多用拇指，也可以食指压于中指指背助力而用中指点按，亦可以另一手扶按于操作手之指背助力，以中指点按，酌情施术。

二、双点天枢法

● 基本操作 ●

拇指与中指分别置于两侧天枢穴处，另一手扶于掌背助力，同时均匀向下点按，约五至十息（图3-14）。

● 特点与功效 ●

1. 腹部以任脉为中线，穴位多呈对称分布，本法是常用的穴位双取法。

2. 本手法通腑行气，促进胃肠蠕动，是治疗消化系统疾病如胃脘痛、食积、腹胀、便秘、腹泻、肠易激综合征等的重要方法。

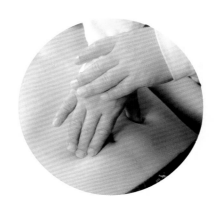

图3-14 双点天枢法

3. 天枢穴在腹部中层可触及腹主动脉搏动，此层面操作有行血通瘀功效，压放天枢后有明显下肢血流热行的感觉，不但可改善下肢血运，对诸腹腔内系膜韧带的血供亦有疏通作用。

4. 天枢为小肠募穴，不但利于消化中的分清泌浊，更上系于心，深入腹腔深层和腹后壁的点按有调节自主神经，安神清心作用，故也是治疗神经官能症、失眠、紧张性头痛等疾病的辅助手法。

● 操作技巧 ●

1. 拇指与中指力度需平衡均匀稳定，不可一松一紧、一大一小。

2. 点按多取垂直下压，亦可双指微内扣，指力含蓄于神阙之后。

3. 腹主动脉搏动感是手法层面的主要标志，明显感受到动脉搏动感即为腹腔中层，大多治疗于该层面即可，不必深按。对于有腹主动脉疾病、严重心脏疾病者，慎用本法。压放天枢不可频繁，不可过长。

4. 本法以双手拇指同时操作亦可，其他双穴，如梁门、滑肉门、大横均可同法操作。

三、连续点按肋缘法

● 基本操作 ●

双手拇指交替连续按压肋弓缘，自剑突至浮肋，反复3～5遍（图3-15）。

● 特点与功效 ●

1. 本法是线状循经点按法，轻快舒展。

2. 肋缘为胸腹结合段，为肝脾两脏所居，亦为足之厥阴经、太阴经、少阳经、阳明经所经行，其疏肝健脾，和运中焦效应显著。

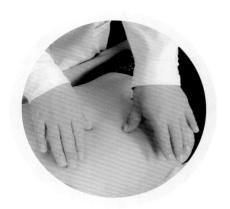

图 3-15 连续点按肋缘法

3. 降逆行气，对于肝脾不和、胆热扰胃等中焦失运所致的腹胀、胁痛、食欲不振、嗳气、呃逆、大便溏结不调、胸闷不舒等均是常用手法之一。

4. 活血开郁，改善微循环，对于以肝为主的代谢紊乱类疾病，如脂肪肝、糖尿病、高脂血症等均有辅助作用。尤其对于肝脏自身疾病，如脂肪肝、慢性病毒性肝炎和其他慢性肝病均可起到辅助治疗作用。

5. 对慢性胆囊炎、胆石症缓解期有辅助治疗作用。

● 操作技巧 ●

1. 动作轻快连续，双拇指交替着力外行，连绵不断。

2. 手法指向肋弓深面肝胆及脾脏所在部位。手形斜向肋后，不可垂直下按。

3. 与肋弓区揉法、拿法、叩击法配合使用。

4. 由于肋弓较深，可配合患者呼吸或引导患者呼吸操作，于呼气过程中点按，可增加深透力。

5. 腹部取穴的交替连续点按手法均可参照本法，如足阳明经循行线路、任脉循行线路、髂缘，均可使用类似方法操作。

第四节 振颤法

一、掌颤脐中法

● 基本操作 ●

掌心虚扣脐中，中指指向剑突，振颤1～3分钟（图3-16）。

● 特点与功效 ●

1. 本法是振腹疗法的基础手法，在振腹流派中本法是调理脏腑的关键手法。在其他脏腑流派中，振颤类手法也是腹部按摩的基本手法，广泛用于内妇科治疗。

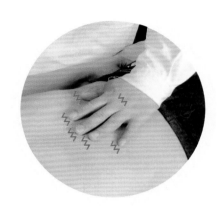

图3-16 掌颤脐中法

2. 神阙穴居脐中，为元气之门户，不可直接点按或直接针刺、拔罐，临床外治以隔物灸、药物敷贴的方式应用。在按摩临床，以振颤深透入神阙，进而调理脏腑功能是按摩运用这一重要穴位的特色。

3. 本法补虚功效显著，多用于气虚阳弱、脾胃虚寒、肾气不足等虚证。是常用的强身养生方法。

4. 本手法有沟通中下焦的作用，通腑作用亦强，常用于腹胀、胃痛、胃肠功能紊乱等消化系统疾病。

5. 本手法益火滋阴，对于妇科、男科疾患均有良好疗效，运用于月经不调、功能性不孕症、内脏下垂、阳痿、前列腺增生等治疗中。

● 操作技巧 ●

1. 本法重点在于劳宫虚扣神阙，不直接按压，在掌心与神阙间形成间隙，再行振颤，有余方有气动，作用更显著持久。

2. 振颤时需体会掌下腹部产生的谐动，使掌振与此形成共振，从而导向振颤力向命门以波浪式叠加，手法效率亦高。

3. 振颤手法需长期练习，前期以前臂静止用力产生振动，熟练后即可以腕部抖动产生振动，从而保持均匀与持久。

二、掌颤中脘法

● 基本操作 ●

同上，掌心贴于中脘操作（图 3-17）。

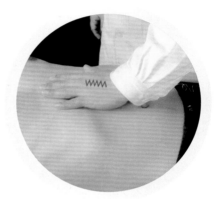

图 3-17　掌颤中脘法

● 特点与功效 ●

1. 中脘穴居胃脘正中，通腑降气导滞效用显著。

2. 常见胃肠疾病患者，尤其胃痛、胃胀、痞满者，中脘穴因直接刺激胃部，多拒按或不喜按，而振颤手法作用强而舒适，是治疗胃部疾患的首选手法之一。

3. 通腑开胃，用于因胃动力不足、食滞胃脘、肝气犯胃等所致的消化系统诸症。

4. 振颤手法温里作用显著，故多用于脾胃虚寒、寒气犯胃、脾肾虚寒所致的各类里寒证，如症见腰腹畏寒、胃寒作痛、腹冷泄泻、形寒肢冷等。

● 操作技巧 ●

1. 掌心与中脘穴贴紧扣实，略下按，以胃脘中虚处为振动空间。

2. 手法指向，以健胃祛寒为主时，可垂直振颤；以通腑降气，促进排空为主时，可将振动波指向下脘；以补虚温里为主时，可指向命门，增加振动波长。

三、指振肋缘法

● 基本操作 ●

四指并齐，点入肋弓下缘内下方，行振颤 1～3 分钟（图 3-18）。

● 特点与功效 ●

1. 本法以右侧操作为主，是直接作用于肝体与胆囊的重要手法，亦可因病情于左侧脾区运用。

2. 本手法为面状操作，对于足厥阴、足少阳经散布于胁肋区的部分施术，对肝郁、胆热、中焦不和等均有良好的治疗作用。如因此所见胁痛、肋胀、胃脘痞闷、胸闷、烦躁、多梦等。

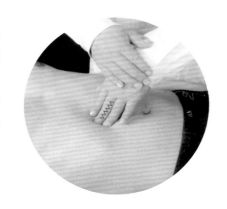

图 3-18　指振肋缘法

3. 本法可直接改善肝内微循环，有调节代谢功能的作用，用于脂肪肝、高脂血症、慢性病毒性肝病等的治疗与辅助康复中。

4. 松解胆囊，改善胆囊自身运动功能与循环代谢，对慢性胆囊炎、胆石症等有辅助作用。

● 操作技巧 ●

1. 手形如肝区指检，于肝下缘处斜指向肝中心颤动，手指与腹壁夹角约30°。

2. 可配合或引导患者呼吸，于呼气时发力，可增强深透性。

3. 如过度肥胖者，可取侧卧位操作。

四、指振关元法

● 基本操作 ●

食中叠指点于关元穴，指向脐后，行振颤 1～3 分钟（图 3-19）。

● 特点与功效 ●

1. 关元穴为原气之所聚，宜温、补，不宜攻、泻。本法是温阳益气，补虚强肾的常用方法。

2. 温经行血，用于妇科诸症，如月经不调、痛经、闭经、宫寒不孕、胞脉

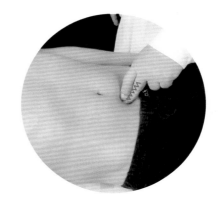

图 3-19　指振关元法

瘀阻、肾虚经少等。

3. 强肾壮阳，用于男科诸症，如肾虚阳痿、尿频尿急、腰膝酸软等。

4. 兼具行气通腑、温里固肠作用，用于里寒泄泻、便溏、腹冷作痛等。

● 操作技巧 ●

1. 食指压于中指指背以助力，如仍不足，可用另一手压于指背助力。

2. 温里补虚时，振动指向脐后脊柱命门方向。操作中，先点按至腹后壁，手指可感着实处，而后略松收，让出 2～3 分的空间作为手法操作的区域，既舒适，又可产生足够的振动积蓄。

3. 用于温中祛寒时，手法作用于腹腔中层即可。

五、掌振关元或气海法

● 基本操作 ●

同上，改为掌心贴实关元并下压振动（图 3-20）。

● 特点与功效 ●

1. 本法舒适感强，补虚作用更为明显。与上法相比，适用于虚弱较甚，不耐受指压振颤者。

2. 功效与指振法同，温补作用更强而行气通利效用逊于指振法。

● 操作技巧 ●

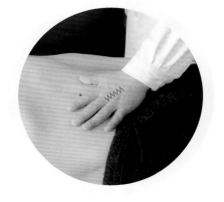

图 3-20　掌振关元或气海法

同上，掌心与关元需贴实扣紧，注意感受下元的松紧虚实变化，下压后的回力，留出手法积蓄的空间同样重要。

六、指振中极法

● 基本操作 ●

食指叠压于中指指背助力，点于中极，指向骶尾方向点按，振颤（图 3-21）。

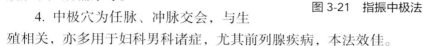

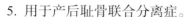

◎ 特点与功效 ◎

1. 本法作用于耻骨上缘，为骨盆下口前缘，是通利下焦，调适骨盆的重要手法。

2. 中极为膀胱募穴，位于下焦，故多用于膀胱水道不利、下焦湿热、尿急尿痛、尿潴留等疾病。

3. 固本举陷，本法有固摄盆腔的作用，可用于压力性尿失禁、子宫下垂、脱肛、产后漏尿等。

图 3-21　指振中极法

4. 中极穴为任脉、冲脉交会，与生殖相关，亦多用于妇科男科诸症，尤其前列腺疾病，本法效佳。

5. 用于产后耻骨联合分离症。

◎ 操作技巧 ◎

1. 操作前需排空尿液。

2. 手法通常指向骶尾，用于前列腺疾病时可略内斜指向耻骨内缘；用于男科阳痿早泄、妇科宫寒痛经时，指向脐后命门；用于子宫下垂或脱肛时，可配合患者逆腹式呼吸。

3. 同上需保持足够下压力并回力留出振动力积蓄的空间。

七、全腹抖颤法

◎ 基本操作 ◎

双手分别置于脐上和脐下，四指与拇指相对扣于两侧阳明经，横向快速抖颤全腹（图 3-22）。

◎ 特点与功效 ◎

1. 本法是全腹的横向抖颤法，幅度大而频率略慢，作用于全腹，整体效应明显。

2. 通脐导滞，本法有协调腹腔内脏

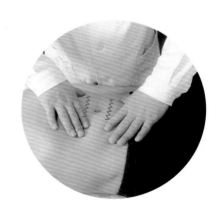

图 3-22　全腹抖颤法

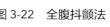

器运动的作用，用于胃肠动力不足、胃肠功能紊乱、消化不良等。

3. 行气活血，本法通畅气机，带动腹腔内脏器相对位移和摩擦，牵引腹腔内系膜和各软组织，有良好的改善微循环，进而改善组织供血和自身代谢的作用。是临床治疗诸如高血压、高脂血症、糖尿病等代谢性疾病的辅助治疗方法。

● 操作技巧 ●

1. 行外达内，掌指需扣实，似拿非拿，以外动带内动，形成内在牵引和松解。

2. 以掌指下压的深度调节抖颤的层面，但通常治疗中将手法力控制在腹腔中层即可。

3. 以松解腹内筋膜、活血解痉为主的操作可略向上提拿腹肌再行抖颤。

4. 同样需体会操作过程中腹部产生的谐动，与之形成共振和协调。

第五节 弹拨法

一、拨揉腹筋法

● 基本操作 ●

　　腹筋位于腹侧腋前线和腋中线间。患者侧卧位，医者立于患者背后，于髂骨与肋弓之间拨揉此肌筋（图 3-23）。

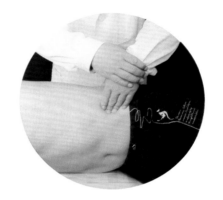

图 3-23　拨揉腹筋法

● 特点与功效 ●

　　1. 腹筋形成腹腔侧壁，为足厥阴、足少阳循行部位。本手法是以筋通经、以外筋松内筋的特色手法。

　　2. 行气止痛。本法通行肝胆之气，有解痉松筋、以外达内的效果，是腹部止痛的有效手法，用于诸如胃肠炎、胆囊炎等各种原因所致胃痛、腹痛、泄泻、胁痛、腹内走窜痛等。但临床应注意，感染性疾病如痢疾、细菌性肠炎，内脏损伤性疾病如胃溃疡、胰腺炎，结石类疾病如胆结石、肾结石、膀胱结石等所致腹痛，应及时救治，本法仅可作为临时止痛或辅助治疗。

　　3. 疏肝解郁。腹筋位于体侧，交通上下，为足厥阴、足少阳循行区，可用于肝郁气滞、胆热内扰等证候所致胁胀、胃痞、胸闷、烦躁等。

　　4. 和利带脉。腹筋为带脉周行腰腹的重要循行区域，协和腰腹，故本法对于带脉失约之肥胖、月经不调、内脏下垂等疾病亦是重要手法。

● 操作技巧 ●

　　1. 本法侧卧操作，使腹筋松弛显露，易于手法发挥。

　　2. 腹筋各段松紧不同，附着于髂嵴处肌筋较强韧，且有髂骨作为基础，手法可稍重；近肋弓与浮肋处虽有附着，却较薄弱，不可暴力弹拨，宜轻柔；髂肋之筋松软而运动灵活，操作时弹拨幅度可略大，带动深层筋膜。

3. 对某些疾病, 如胆囊炎, 可结合腰肌的拨理, 效果更佳。

二、拨揉髂前法

● 基本操作 ●

并拢四指, 以指腹着力, 拨揉髂前韧带、腹股沟韧带、耻骨上缘一线, 反复 3～5 次 (图 3-24)。

● 特点与功效 ●

1. 本法作用于骨盆前缘, 对松解盆腔内压, 改善盆内血运, 调整骨盆形态均有效, 是调适骨盆的常用方法。

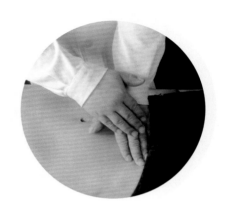

图 3-24　拨揉髂前法

2. 正筋松肌, 本法通过对骨盆前缘的拨动理顺, 可以松解盆周肌筋, 从而释放盆内压, 促进骨盆形态的稳定平衡。对于各类因骨盆不正、盆腔内痉挛、血运不畅所致的妇科疾病、尿失禁、脱肛、便秘均有效。是产后耻骨联合分离治疗的首选手法之一。

3. 行气通经。手法所作用区域为任冲二脉出于胞宫的要冲, 亦是足之三阴及足少阳、足阳明经行的部位, 临床意义十分重要, 是各妇科、男科疾病治疗的必要手法。

● 操作技巧 ●

1. 本操作区敏感, 故以四指着力, 并需由轻到重, 不可使患者过度疼痛或不适。

2. 本法弧形操作, 应以指腹或指面着力, 指向盆底及窝。

3. 动作拨理推揉结合, 根据患者承受能力调节手法刺激量, 一般而言, 髂前上棘处虽敏感, 但肌筋强韧, 刺激量可稍大, 而耻骨联合上缘松软敏感, 应以拨揉为主。

三、拨揉结肠法

● 基本操作 ●

　　并拢四指，以指腹着力，拨动升结肠、降结肠及乙状结肠（图 3-25）。

● 特点与功效 ●

　　1. 左右小腹侧面结肠显露，本手法直接刺激结肠，是对脏腑的直接治疗。

　　2. 作用直接，用于各类便秘的治疗，有通肠腑、行浊开闭效应。

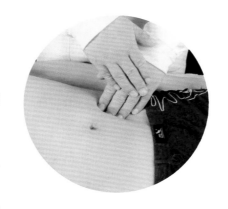

图 3-25　拨揉结肠法

　　3. 调节大肠功能，提高结肠应激能力，是治疗肠易激综合征的重要手法。

● 操作技巧 ●

　　1. 结肠表浅，易于触及，且敏感，故以四指操作，不宜过重。

　　2. 无论便秘、泄泻或肠易激综合征，肠管多显露，触之如条索，质软而可较大范围内移动。故横向拨动时重在控制横拨的幅度，使手法力集中于肠管内，不可拨动幅度过大而使肠管在指下滚动滑移。

　　3. 在肠易激综合征的治疗中，手法需轻，反复操作，逐渐提高患者应激能力。必要时可于患者出现腹痛并排便后反复操作。

四、拨揉胃壁法

● 基本操作 ●

　　于胃脘两侧触及胃侧壁痉挛形成的条索，以四指指腹或大鱼际着力轻柔地横向拨动（图 3-26）。

● 特点与功效 ●

　　1. 本法从胃侧壁入手松解胃脘痉挛和胀气，虽是直接治疗，却不直接压迫胃脘，舒适感强。

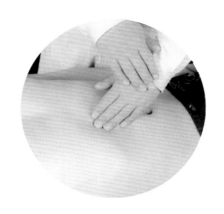

图 3-26　拨揉胃壁法

2. 用于治疗寒邪客胃、食滞胃脘、肝气犯胃等所致胃痉挛，症见胃痛、食欲不振、嗳气、痞满。

3. 改善胃肠运动节律，促进上消化道协调，治疗胃神经官能症所致胃胀、食管痉挛、梅核气、神经性嗳气等。

● 操作技巧 ●

1. 胃壁松软，一般触之不明显。但胃炎、胃神经官能症、胃寒者易出现胃壁紧张，触之明显，故本法以四指或大鱼际着力，宜轻，不可过度下压造成紧张疼痛。

2. 手法力集中于胃侧壁与腹肌之间，横向拨动。

3. 拨中带揉，边拨边移，自上而下操作，移动幅度大于拨动幅度。

五、弹腹筋法

● 基本操作 ●

患者仰卧或侧卧，拇指与食中指相对，提捏起腹筋，随后快速向外向上弹拨此筋。（图 3-27）

● 特点与功效 ●

1. 本法是脏腑按摩中较少运用的弹筋法，解痉效用显著。

2. 行气止痛，以外筋松内筋，用于各类腹痛。

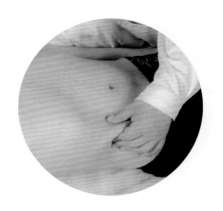

图 3-27　弹腹筋法

3. 降逆缓急，用于气机上逆所致的呃逆不止、胸闷、胃痞、气短期等。

4. 疏肝利胆。腹筋为足厥阴、足少阳经行路线，且肝主筋，弹此筋可疏肝开郁、利胆降气，用于胁痛、胁胀、烦躁易怒、嗳气不止等。

● 操作技巧 ●

1. 动作快速果断，保持手法圆活弹性。

2. 可先行拨揉腹筋法，确定并松解腹筋后再施本法。

附：顿咳弹腹筋法

● 基本操作 ●

同上，弹出时令患者咳嗽出声。

● 特点与功效 ●

同上，解痉效用更突出，用于降逆、止痛。

● 操作技巧 ●

本法技巧在于弹筋时机，要与患者顿咳出声、腹肌紧张在同一节奏上，捏实腹筋后令患者顿咳出声，两力合一，形成内筋展外筋弹的合力。

第六节 | 捏挤法

一、捏理上脘法

● 基本操作 ●

拇指与四指相对，捏起上脘为中心的上腹部皮肤及皮下脂肪，同时拇指与四指相对，做相互滑理3～5遍（图3-28）。

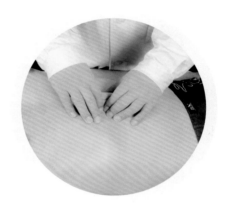

图 3-28　捏理上脘法

● 特点与功效 ●

1. 本手法捏挤与滑理相结合，直接作用在上脘为中心的皮下组织，间接调理深层胃脘的张力，并改善血运。

2. 脾虚湿盛者，上腹部皮下脂肪堆积明显且质硬如块，本手法有很好的松解软化作用，可促进局部循环，加速代谢，是治疗单纯性肥胖主要手法之一。

3. 解痉通腑。本手法通过外在较强刺激对腹肌之下的胃肌张力有很好的松解作用，促进胃的蠕动与排空。对食滞胃脘、寒邪客胃、胃肠功能紊乱等均有效。

4. 利胆和胃。对于胆胃不和所致胃胀、胁痛、痞满、口苦、嗳气等均有降逆和顺作用。

5. 健胃活血。本手法有促进胃肠蠕动，改善胃壁血液循环的作用。可促进胃部炎症消退，对于慢性胃炎、消化不良者有效。

● 操作技巧 ●

1. 本手法仅作用于皮下脂肪和软组织，层面位于皮里肉外。

2. 手法重点在于沿正中线的相对滑移，使皮下脂肪相互摩擦，痛感强烈，应由轻到重施术。

3. 过度肥胖者，对捏困难，可改用双掌相对，以掌根对挤操作。

4. 过度消瘦者如萎缩性胃炎病人，皮下虽薄软，亦可使用本法，注意力度控制，不可过重，集中于上脘穴区。

二、少腹捏理法

◎ 基本操作 ◎

动作同上，用于左侧腹降结肠、乙状结肠投影区（图3-29）。

◎ 特点与功效 ◎

1. 本手法作用于结肠下段，是基于体表投影而外引内联的治疗方法。

2. 通腑排便。本手法促进结肠蠕动，解除左下腹肌筋膜紧张痉挛，有很好的排便效果，在治疗便秘中作用直接。虽是以治标为主，却有着标本并重，以标求本的效用。

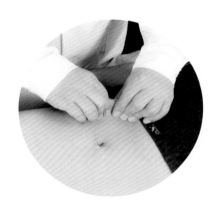

图 3-29　少腹捏理法

3. 解痉止痛。在某些因饮食不洁（节）、寒邪内侵、暑湿内蕴等所致的腹痛、腹泻中，本手法有一定的解痉止痛作用，可作为辅助方法应用。

4. 协调胃肠运动。本手法作用于消化系统下段，作用平和，刺激量小，具有协调下消化道运动的作用，是治疗肠易激综合征的重要方法。

◎ 操作技巧 ◎

1. 此处皮下脂肪较松薄，捏挤范围可稍大，并微上提以提高刺激量。

2. 相对滑理从上至下，可沿降结肠和乙状结肠体表投影的线路操作。

3. 肠易激综合征患者此处敏感，初次操作需轻柔，逐渐增加刺激量，以降低结肠敏感性。

4. 某些患者应用本法会出现疼痛、排便感、肠管痉挛等不适，属正常反应，坚持治疗后可缓解。

三、捏挤全腹法

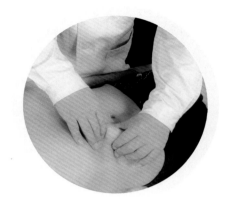

● 基本操作 ●

　　四指并拢伸直，与拇指相对捏挤侧腹皮肉并捻转，同时另一手同法交叠于上手之前，交替捏挤指下皮肉，如此双手交替反复捏捻前行至对侧侧腹。可分上下腹分别操作 5 ~ 10 遍（图 3-30）。

图 3-30　捏挤全腹法

● 特点与功效 ●

　　1. 本手法是典型的腹部消脂减肥手法，直接作用于腹部脂肪。

　　2. 改善皮下微循环。腹部皮下脂肪堆积者，皮下微循环多受影响，血运不畅，代谢降低。本手法开皮行气，通畅循环，利于脂肪分解与代谢。

　　3. 皮下软组织的松解与微循环的改善同样可内引脏腑，对内在腹腔内循环产生正向效应，故本法也是临床治疗以肥胖为主的高脂血症、脂肪肝等疾病的常用手法。

● 操作技巧 ●

　　1. 双手交替边捻边捏边行，轻快有力。

　　2. 避开脐，分上下腹分别操作。

　　3. 某些肥胖患者皮下脂肪质硬，治疗初期会有皮下瘀青现象，是微循环改善的表现，属正常手法反应。可适当减少刺激量。

　　4. 本手法作用于皮里肉外，某些脂肪较厚患者，可适当引导其收紧腹肌，如并腿抬高，使脂肪与肌肉界限更为分明，效果更佳。

第七节 推摩法

一、推全腹法

基本操作

单掌自剑突至曲骨直推 5～7 遍，然后双掌沿腹部两侧阳明经自上而下推 5～7 遍（图 3-31A、图 3-31B）。

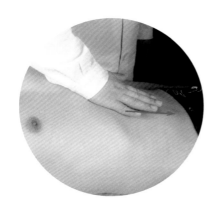 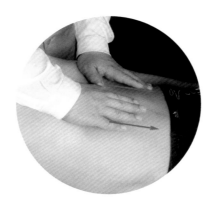

图 3-31A 推全腹法　　　　　　　　图 3-31B 推全腹法

特点与功效

1. 本手法是腹部按摩基础操作，刺激量小，调和脏腑，常用于治疗的起手和结束整理。

2. 通腑消滞。本法促进胃肠蠕动，尤其对胃排空效果显著。也是治疗各类胃肠疾病如胃炎、便秘、胃肠功能紊乱、慢性腹泻等的辅助手法。

3. 理气降逆。本手法行气作用明显，对于嗳气、呃逆、腹胀、肠鸣等气机紊乱均有理顺调和作用。

操作技巧

1. 动作均匀平缓连贯，速度均衡，不可有迟滞跳动。

2. 保持微下压至腹肌层面即可，压力稳定。

3. 对过度肥胖者，可改用掌根推。

二、切推肋缘法

● 基本操作 ●

　　以尺侧掌缘着力，自剑突至浮肋，沿肋缘推动 5～7 遍（图 3-32）。

● 特点与功效 ●

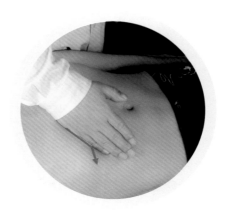

　　1. 本法以掌缘作用于胁肋，接触面积小，是推法中刺激量较大的一种。

　　2. 疏肝理气。本法以胁肋肝胆经为主操作，行气解郁，是治疗肝郁气滞、

图 3-32　切推肋缘法

胆热内扰所致胁肋疼痛、腹胀、嗳气、口苦、恶心、目赤眩晕等的主要手法。临床用于脂肪肝、慢性胆囊炎、高血压、失眠等多种疾病。

　　3. 开胃和中。本法从胃脘两侧入手，有很好的松解胃部胀满痉挛的作用。是临床治疗胃痛、胃胀、嗳气、呃逆的重要方法。尤其在胃部不适拒按时，本法作用显著。

● 操作技巧 ●

　　1. 掌缘尺侧着力，切按入肋弓后，保持切按力推动。

　　2. 对向操作，掌缘斜向肋后肝胆或脾脏，非垂直着力。

　　3. 可配合患者呼吸，于呼气腹壁下降时推出，效果更佳。

三、旋摩脐周法

● 基本操作 ●

　　方法一：单掌操作，全掌着力，以脐为中心，顺时针圆形旋转摩运腹部皮肤，以产生温热为度（图 3-33）。

　　方法二：双掌操作。一手在下如上法圆形摩腹，以同侧半圆为主。另一

手在上辅助，于对侧半圆为主摩动，形成上下手交替合摩。（图 3-34）

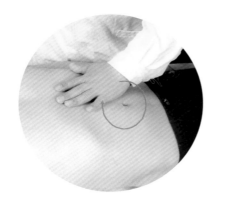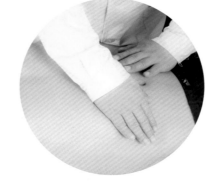

图 3-33　旋摩脐周法（单掌）　　　　图 3-34　旋摩脐周法（双掌）

◎ 特点与功效 ◎

1. 本法是主要的摩腹法，作用和缓舒适，刺激量小而温里作用显著。

2. 温阳益气。本法以脐为中心，温补作用显著，是临床治疗肾阳不足、脾胃虚寒所致的畏寒、慢性腹泻、阳痿、夜尿、痛经等的常用手法。

3. 散寒止痛。本法刺激量小，温里散寒，对于寒邪客胃、寒凝肠腑、寒凝胞宫所致的各种腹痛均有效，尤其疼痛剧烈而拒按者，本法适宜。

4. 行气通腑。用于治疗肠鸣腹痛、便秘、胃胀、嗳气。

◎ 操作技巧 ◎

1. 不必着力下压，仅作用于皮肤及皮下浅层。

2. 动作轻快灵活，换手连贯，不可迟滞跳动。

3. 掌心微扣可蓄热。

4. 温热感源于反复操作下摩擦的叠加，摩腹时要体会这种叠加感，动作的连绵不断是关键。

四、摩鸠尾法

◎ 基本操作 ◎

四指并拢，指面着力于剑突下，以鸠尾为中心顺时针摩托动，温热为度（图 3-35）。

1. 本法重在发挥鸠尾穴功效，是手法用穴灵活性的表现。

2. 降逆平膈。是治疗反流性食管炎、阵发性食管痉挛、神经性嗳气的重要手法。

3. 平肝化痰。鸠尾为任脉之络，有和解肝脾的功效，本法尤其对于肝郁痰凝的梅核气疗效显著。

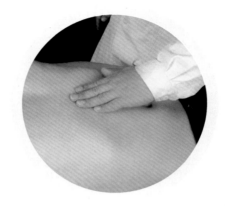

图 3-35　摩鸠尾法

● 操作技巧 ●

1. 鸠尾穴居剑突之下，不易点按提拿，且穴性平和，以摩法最宜。

2. 此处狭窄，故指摩操作更为稳定均衡，操作中可根据患者具体情况改用掌摩法。

3. 临床常与振颤法、分推法合用。

五、掌摩关元法

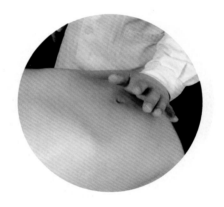

● 基本操作 ●

单掌掌心对正关元穴，行顺时针摩腹，温热为度（图 3-36）。

● 特点与功效 ●

1. 本手法以按摩温补手法作用于具有温补功能的关元穴，具有技术与穴性的叠加效应。

图 3-36　掌摩关元法

2. 温阳益气。用于肾阳不足、虚劳久病、气虚血少等虚寒证候。临床多用于阳痿、夜尿、宫寒不孕、痛经、月经不调、子宫下垂、脱肛、眩晕等疾病。

3. 纳气行水。本法益肾气，通膀胱，既可作为久咳久喘也可用于小便不利，是哮喘、前列腺增生、尿失禁、尿潴留等疾病的辅助疗法。

● 操作技巧 ●

1. 掌心微扣，吸定关元穴。摩动范围不宜过大，但需均匀连贯。

2. 常与振颤法、拿揉法配合使用。

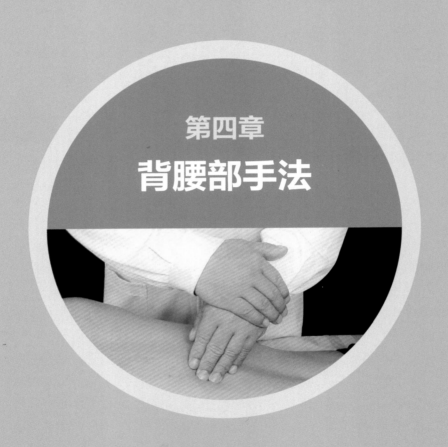

第四章
背腰部手法

第一节 揉法

一、掌揉背部法

● 基本操作 ●

医者两手交叠，掌心着力按揉背部胸1至胸7，第一、第二侧线5～10遍（图4-1）。

● 特点与功效 ●

1. 本手法作用于胸廓背面，不仅具有松肌解痉止痛作用，亦是透表通阳的重要手法，调理脏腑功能显著。

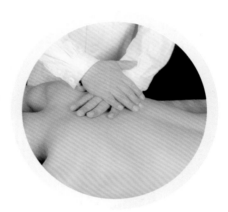

图 4-1　掌揉背部法

2. 祛邪透表。本手法通利足太阳经背部经脉，振奋卫气，是推拿治疗外感风寒的基础手法，用于治疗感冒初起。

3. 开胸清热。背为阳，太阳经为表，本手法有清胸中热、通达卫阳的作用。无论虚热、实热，均可以本手法先行清散以治标，是治疗因肺阴不足、心火内炽、肝火上扰所致胸闷、气急、失眠、烦躁、心悸等症的基础手法。

4. 利肺理气。用于治疗肺气不利之咳喘、多痰、咽痛、气促、胸闷等。

● 操作技巧 ●

1. 不同于伤科治疗，本法重在清热通阳透表行气，故手法不必重压，动作幅度需大，带动皮下各组织相互摩擦和位移。

2. 根据不同病证将手法重点置于风门、肺俞、心俞各穴。

二、掌揉胸腰结合段法

● 基本操作 ●

　　同上，按揉胸 7 至腰 3（图 4-2）。

● 特点与功效 ●

　　1. 本手法操作区与中焦肝胆脾胃关联密切，腰背为阳，故是治疗中焦邪实、失和的重要手法。

　　2. 解痉止痛。本区为胆囊、肝脏和胃肠重要的牵涉痛区，是用以治疗消化

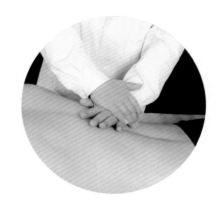

图 4-2　掌揉胸腰结合段法

系统各类痛证的基础手法。如慢性胆囊炎急性发作、急性胃肠炎之胃痉挛、腹痛泄泻等。根据具体病情，如仅为寒邪客胃、胆胀胁痛、腑热内结，推拿可以作为主要治疗方法，若为感染性疾病或有脏器损伤，本法仅是辅助治疗。

　　3. 醒脾疏肝。背腰手法有通阳开结功效，和运中焦、和解肝脾二脏，是治疗腹胀、胁痛、气郁、痞满的基础手法之一。与此类证候相关的糖尿病、高血压、脂肪肝均可运用本法。

　　4. 降气止逆。对于中焦气滞所致胃胀、腹满、嗳气、呃逆有和降气机，通利中焦的作用。

● 操作技巧 ●

　　1. 本区肌肉丰厚，按揉可略着力，或使用肘揉法。

　　2. 根据不同病情选择重点穴位按揉，如肝俞、胆俞等。

　　3. 如因疼痛或胀满俯卧不适者，可采用侧卧位施术。

　　4. 注意浮肋，不可用力按压。

三、掌揉八髎法

● 基本操作 ●

　　医者双掌交叠，掌心吸定于骶骨中点，顺时针按揉骶骨面约 1 分钟（图 4-3）。

● **特点与功效** ●

1. 本手法将揉法温通和运效应与八髎穴温阳补益作用结合，是治疗男科、妇科诸证的基础手法之一。

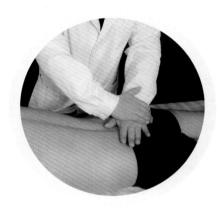

2. 温经和血。用于妇科诸证，如痛经、闭经、月经不调、功能性不孕等。本手法作用平和，温而不热，通而不破，适用虚实诸证。

3. 温肾补阳。用于阳痿、早泄、尿频、夜尿等男科诸证。补虚作用显著。

图 4-3　掌揉八髎法

● **操作技巧** ●

1. 本部位操作不同于伤科松筋止痉治疗，而是以温里益气为目的。故手法不宜过重，按揉面积需大，使皮下组织与骶骨产生一定摩擦。

2. 为保持足够温热效应，掌心应虚对骶骨正中，形成吸定，不必上下移动。

3. 常与局部振颤、推、擦、摩结合使用。

四、揉胞肓秩边法

● **基本操作** ●

医者以掌根着力，自髂后上棘至尾骨，按揉骶骨边缘 3～5 遍，以胞肓穴、秩边穴为重点（图 4-4）。

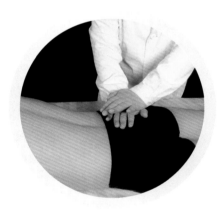

● **特点与功效** ●

1. 骶骨边缘为盆底肌主要附着区，内连盆腔，且直接作用于足太阳经和督脉、足少阴经，是调经的重要手法。

图 4-4　揉胞肓秩边法

2. 调经和血。本手法通里达内，作用于足太阳、足少阴、督脉和冲脉等经脉，是妇科按摩的主要手法，用于治疗痛经、闭经、月经不调、更年期综合征等多种妇科疾病。

3. 调适骨盆。骶骨为盆腔后壁，是盆底肌的重要附着区，本手法有调整骨盆形态，松解盆周肌筋作用，对于因骨盆不正所致产后腰骶痛、产后漏尿、张力性尿失禁、脱肛、子宫下垂等均有效。

4. 通利二便。骶骨前有直肠和膀胱，其形态与周围张力对二便有一定的影响。同时，骶周胞肓、秩边等穴有通便利尿功效。

● 操作技巧 ●

1. 掌根沿骶骨边缘斜行揉动，力线指向前正中线关元 - 中极。

2. 此处肌肉丰厚，可酌情改用肘揉法。

五、揉大椎法

● 基本操作 ●

医者掌心吸定大椎穴，以手掌周缘着力，顺时针按揉大椎 5～10 遍（图 4-5）。

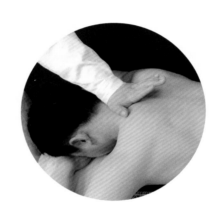

图 4-5　揉大椎法

● 特点与功效 ●

1. 为清热要法，作用平和舒适。

2. 清肺散邪。用于清散肺中之邪，无论外感六淫入里，或肺阴不足虚热内生，均可运用本法。对胸闷、咳喘、气促、发热、流涕、咽喉肿痛、音哑失音等均有效。

3. 宁心安神。大椎为三阳所会，按揉本穴有疏理气机、清热宽胸作用，用于内热扰心或虚热烦心所致心悸、胸闷、气短、失眠、情志不舒等。

4. 敛汗和营。本法调和营卫，对于更年期多汗、烘热、烦躁，效果显著。

● 操作技巧 ●

1. 大椎穴居棘突下，不易手法直接刺激，故以掌心虚对，吸定按揉，使皮下组织与棘突产生一定摩擦，透热效果显著。

2. 本手法掌缘着力，旋转揉动，不可上下左右移动位置。医者立于患者头部上方操作较适宜。

六、揉命门法

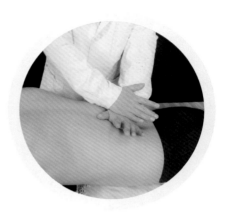

● **基本操作** ●

医者双掌交叠，掌心吸定命门穴，顺时针揉动 5 ~ 10 遍（图 4-6）。

● **特点与功效** ●

1. 命门内系命火，连结双肾，操作宜平和舒缓，本法是基于此的重要温补手法。

图 4-6 揉命门法

2. 温肾补阳。用于各类男科疾病，如阳痿、早泄、尿频、腰膝酸软、畏寒腹冷等。亦用于妇科宫寒不孕、畏寒肢冷、月经不调。

3. 益火补虚。本法温补命火，是治疗虚劳久病、气虚血亏、精损神衰的重要手法。亦常用于体虚阳陷之胃下垂、子宫下垂等疾病。

● **操作技巧** ●

1. 命门穴居棘突之下，不易直接刺激，故以掌心虚对吸定。

2. 按揉力略向内下，指向脐中。

3. 手法需平缓，带动皮下组织与棘突产生一定摩擦并生热。如能配合引导患者腹式呼吸更佳。

第二节　捏拿法

一、拿揉肩井法

● 基本操作 ●

　　医者拇指与四指相对，着力提拿并揉动肩井区肌筋，约 1 分钟（图 4-7A、图 4-7B）。

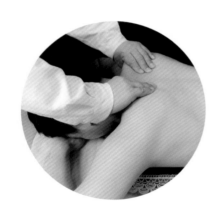

图 4-7A　拿揉肩井法

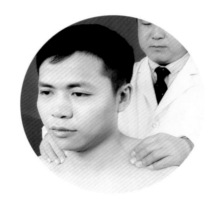

图 4-7B　拿揉肩井法

● 特点与功效 ●

　　1. 本手法被称为推拿中的总收法，有调和阴阳、和顺气机的作用，治疗范围广泛。

　　2. 宽胸理气。作用于胸廓上口，通畅上焦、振奋宗气，常用于治疗胸闷、气短、岔气、太息等。

　　3. 调和营卫。肩井属少阳，有枢机和运之功，本手法常用于营卫不和所致的多汗、时凉时热、胸闷、烦躁等。

　　4. 清脑明目。本手法清利头目，用于眩晕、头痛、视物模糊等，是治疗紧张性头痛、脑力过度的有效手法。

5. 升阳益气。本手法振奋少阳、升提气机，促进气血运行，常在诸如胃下垂、脱肛、子宫下垂、崩漏等阳虚下陷类病证中运用。

6. 清热散寒。用于治疗外感风寒之初，振奋卫阳，祛邪外出。用于发热、流涕、咳嗽、鼻塞等。

● 操作技巧 ●

1. 需拿满捏实，指面及掌根、鱼际均着力，不可有揪、抠感。

2. 本手法是拿、揉、提、捏的复合手法，操作中应着实有力、转换灵活，保持手法的弹性。

3. 针对不同病证可灵活调整手法，如用于胸闷岔气可配合患者深呼吸或顿咳；用于调和营卫则应平缓，以揉为主；用于升阳则应有明显上提力并配合逆腹式呼吸或其他运动；用于醒脑则可增强拿提力或捏弹数次。

二、捏拿大椎法

● 基本操作 ●

医者以拇、食、中三指着力，呈三棱形捏拿起大椎穴周围皮肤及皮下组织，上提并捏挤，反复操作 3～5 遍（图 4-8）。

● 特点与功效 ●

1. 本手法是揪痧手法的变型，清热效用显著。

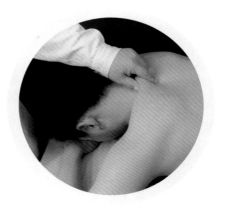

图 4-8　捏拿大椎法

2. 清阳散热。用于治疗阳经有热诸症，如咽喉肿痛、失音、头痛、目胀、麦粒肿、鼻塞、耳鸣等，亦用于肺热咳喘、胸闷、气促等。

3. 祛邪透表。用于治疗外感六淫，清热祛风散寒，对于感冒、伤风、中暑均有效。

● 操作技巧 ●

1. 医者立于患者头前操作较宜，食指居中，拇、中指于两侧如三棱捏起大椎表面皮肉并向上提拿，指下应有分离感。

2. 三指捏起后以大椎为中心相互捻动摩擦，透热效应更明显。

3. 治疗咽喉疾病时可配合吞咽或发音动作，治疗胸闷等可配合深呼吸，治疗鼻塞可配合闭口呼吸或清鼻动作等。

4. 常与大椎按揉法、搓擦法联合使用。

三、背部捏脊法

● 基本操作 ●

医者双手分置于胸 7 两侧，四指在前拇指在后，捏起脊柱两侧皮肤及皮下组织，向上边捏边移，至大椎，反复 5～10 遍（图 4-9）。

● 特点与功效 ●

1. 本手法类似儿科捏脊法，作用于背部督脉，潜阴和阳作用显著。

2. 清心安眠。本手法清胸中热，调和营卫，是安眠的主要手法之一。

3. 宽胸理气。治疗胸闷、气短、烦热、心悸等。

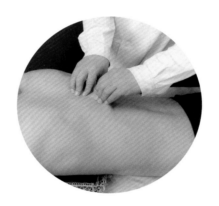

图 4-9 背部捏脊法

4. 宣肺祛邪。用于治疗外感所致咳喘、鼻塞流涕、头痛、发热等。

● 操作技巧 ●

1. 捏起后需上提，指下有分离感。

2. 操作次数可酌情，用于清热时需以透热，皮温升高为度。

四、抓提肺俞风门法

● 基本操作 ●

医者掌根与四指相对，纵向抓提起风门肺俞区皮肤及皮下组织，两侧交替操作，反复 3～5 遍（图 4-10A、图 4-10B）。

● 特点与功效 ●

1. 本手法属疏皮部开腠理的手法，是推拿清热散邪的重要手段。

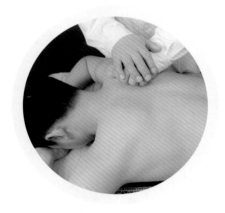
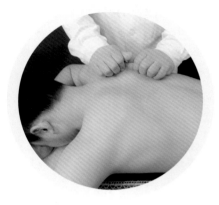

图 4-10A　抓提肺俞风门法　　　　图 4-10B　抓提肺俞风门法

2. 祛邪透表。本手法主要用于外感诸证，太阳主表，从阳治之。以肺俞风门为透邪外出的通道，故用于感冒咳嗽、流涕、头痛、发热的治疗。

3. 清肺理气。用于外邪入里或肺阴不足或痰湿内蕴所致肺气失宣，表现为咳喘、咽痛、音哑、流涕等。

● 操作技巧 ●

1. 本法为推拿治疗外感病要法，操作中重点使局部产生温热甚至灼热感。

2. 抓提时面积要大，上提有力，有明显的皮下分离感。

3. 提起局部皮下组织后四指与掌根可相对挤捻摩擦，可增强透热效果。

五、横捏肝俞法

● 基本操作 ●

医者一手拇指与四指相对提捏起胸9棘突下皮肤及皮下组织，另一手自棘突旁横向外逐点提捏皮肤及皮下组织，至腋中线。反复3～5遍后双手交替，操作另一侧（图4-11）。

● 特点与功效 ●

1. 本手法以皮部操作激发经气运

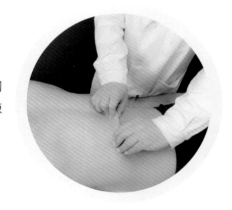

图 4-11　横捏肝俞法

行，是外引内连的典型手法。

2. 疏肝解郁。本手法从背俞及皮部调理肝气，是治疗肝气郁结之胁胀、胸闷、烦躁、腹胀、胸腹窜痛等的重要手法。

3. 清热利胆。本操作区为胆囊牵涉痛区，且为胆之背俞穴所在，用于慢性胆囊炎、胆石症缓解期辅助治疗，临床表现为胆胀、胁痛、口苦、腹胀、腹背窜痛等。

4. 降逆安膈。本手法行于膈膜在背部的投影区，用于治疗胃气上逆、食管反流、胃肠功能紊乱等，表现为呃逆、嗳气、反酸、腹胀等。

● 操作技巧 ●

1. 提捏于脊中之手需稳定，指下有分离感。横捏之手需轻快灵活。

2. 可适当上下移动 1 ~ 2 个胸椎位操作。

六、拿揉腋后筋法

● 基本操作 ●

医者拇指与四指相对，拇指于腋下，四指于肩胛外缘及三角肌后缘处，拿揉约 1 分钟（图 4-12）。

● 特点与功效 ●

1. 本手法与拿揉腋前筋相对，以通手之三阳。

2. 疏利少阳。本手法重在通行手足少阳，有宁心、顺气、清热、宽胸的功效，用于胸闷、烦躁、胁肋胀痛、寒热不调等症。

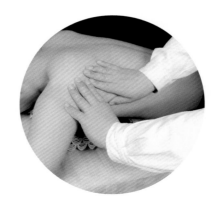

图 4-12　拿揉腋后筋法

3. 开结化痰。本手法是治疗乳腺疾病的要法，有行气开结、祛湿化痰的功效，临床用于乳腺增生、乳痛、产后缺乳等。

● 操作技巧 ●

1. 可令上肢略外展以利操作。

2. 需拿满拿实至深层肌筋，如大小圆肌、三角肌后缘等，可酌情弹拨以增强刺激量。

第三节 | 点法

一、点按背俞穴法

● 基本操作 ●

医者以拇指或肘尖点按相关背俞穴（图 4-13）。

● 特点与功效 ●

1. 这是运用点按技术作用于背俞穴的一类手法的总称，是推拿发挥背俞穴作用的主要方法之一。

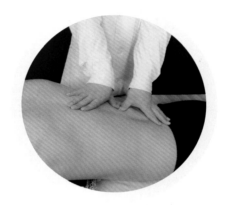

图 4-13　点按背俞穴法

2. 急则取其俞，缓则取其募，背俞穴与脏腑相连，在外感证、气滞证、瘀阻证等急证、实证中运用广泛。如风门、肺俞对于外感风寒或肺热的治疗，心俞对于心火炽盛的治疗，肝俞对于肝郁的治疗，膈俞对于血瘀的治疗等。

3. 温阳补虚。背俞穴对于脏腑有温补作用，如肾俞、八髎、脾俞、胃俞等，均对所属脏器具有补益作用。

4. 调和气血。背俞穴属足太阳，有调和营卫、协调脏腑功能的作用，如膏肓、膈关沟通上中焦气机，肝俞、脾俞运转中焦、胞肓、秩边调适下焦等。

● 操作技巧 ●

1. 根据不同部位肌肉丰厚程度选用拇指、肘尖点按。

2. 单侧操作多垂直下按，双侧操作，如双龙点肾，则向内指向椎体前缘方向。

3. 以清散为主时，操作时间略短，刺激量应稍大，使患者有明显的疼痛感。以补益调和为主时，操作时间可略长，多为 1 分钟以上，刺激量不必过大，局部酸胀为宜。传统有以呼吸次数计时的要求，每穴点按 5 ～ 12 次呼吸，并迎随呼吸适当调整点按力度与深度。

二、点肩胛内缘法

● 基本操作 ●

　　患者坐位，医者一手置于腋前，后拉肩关节使肩胛内缘分离暴露，另一手拇指自内上角至下角逐点连续按压，反复3～5遍（图4-14A、图4-14B）。

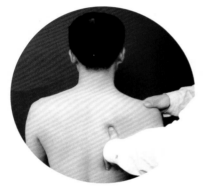

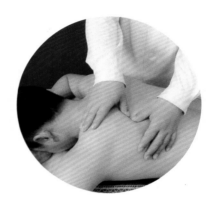

图4-14A　点肩胛内缘法　　　　　　　　图4-14B　点肩胛内缘法

● 特点与功效 ●

　　1. 本手法作用于肩胛与胸壁之间，太阳、少阳并治，并有升阳之功。

　　2. 理气宽胸。松解背及肩胛区肌筋，通利足太阳、足少阳经气，用于治疗胸闷、肩背胀痛、气短、心悸等胸中气机不利。尤其对于久咳久喘后胸痛背痛效佳。

　　3. 平膈降逆。肩胛内缘属足太阳经，内有膈关、膈俞等内连膈肌，是降逆止呃、消胀平噫的重要手法。

　　4. 和胃止痉。肩胛内连胃腑，是推拿治疗胃部疾患的重要部位。本手法有和胃止痉，治疗胃痛、胃痉挛、胃下垂、胃胀等。尤其对于胃腑急证、实证，局部拒按者更为适宜。

● 操作技巧 ●

　　1. 本手法可坐位操作，亦可俯卧位操作。

　　2. 后拉肩胛需至最大，使肩胛内缘尽量张开，拇指点按需横向深入肩胛胸壁间隙。

3. 可有节奏地后拉肩胛并随之连续点按，形成被动按动的规律性操作，舒适感更佳。

附：勾提肩胛法

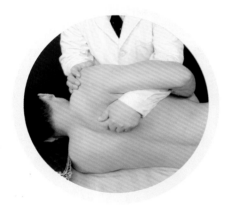

● 基本操作 ●

同上，点按之手改四指插入肩胛内缘偏下角处，并适当向上向外提拉肩胛。

另一方法：患者侧卧，医者一手自腋下穿过，另一手自肩前绕过，共同置于肩胛内缘，四指插入肩胛胸壁间隙，

图 4-15　勾提肩胛法

向上向外提拉肩胛，持续 3 ~ 5 秒，反复操作 3 ~ 5 遍（图 4-15）。

● 特点与功效 ●

本手法刺激量大，突出理气升阳效应，主要用于胃痉挛及胃下垂的治疗。

● 操作技巧 ●

1. 将四指完全插入肩胛内缘间隙，动作和缓，不可暴力。

2. 医者可用上臂或肩前推顶患者肩前，使患者肩胛后移，张开肩胛内缘。在调整肩胛后移角度过程中探查最佳入手时机，操作得当有明显舒适感。

三、点按胞肓秩边法

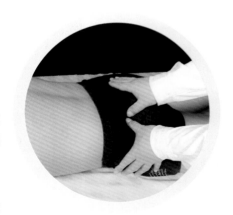

● 基本操作 ●

医者双手拇指交替连续点按骶骨边缘，自髂后上棘至尾骨，重点点按胞肓、秩边穴，反复 5 ~ 10 遍（图 4-16）。

● 特点与功效 ●

1. 本手法作用于骨盆后壁，是足太阳、足少阴、督脉、冲脉经行部位，对

图 4-16　点按胞肓秩边法

生殖系统调节作用显著。

2. 行气通经。本手法刺激量较大，行气活血通经和脉效果较佳，用于妇科诸症如痛经、闭经、宫寒不孕、少腹冷痛，亦用于男科阳痿、早泄、不育、肾虚尿频等。

3. 通利二便。此部位内属膀胱，有利尿作用，用于尿频、尿急、产后尿潴留、压力性尿失禁等。同时骶骨深面为直肠，本手法松解效应明显，有通便作用。

● 操作技巧 ●

1. 点按方向略斜向内，指向骶骨边缘内侧，即指尖指向关元、曲骨。

2. 此处肌肉丰厚，可酌情使用肘点法，或采用侧卧位操作。

四、勾点长强法

● 基本操作 ●

医者拇指屈曲，指端点按长强穴，约半分钟（图 4-17）。

● 特点与功效 ●

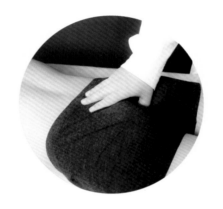

1. 以手法作用于督脉之始，升阳通督作用显著。

2. 升阳举陷。提气升阳，用于脱肛、子宫下垂、压力性尿失禁等下陷证。

图 4-17　勾点长强法

3. 通利二便。本手法行督脉、足太阳经气，利尿作用明显，用于尿潴留、尿急、尿频等。同时，本穴近肛门及直肠，有通便作用。

● 操作技巧 ●

1. 拇指如勾，点向上内，即神阙方向。

2. 对盆底松弛者，可适当揉动并勾提尾骨以增强疗效。

3. 治疗脏器下垂诸证，应着力勾提尾骨，同时配合患者逆腹式呼吸或提肛动作，以增强疗效。

五、冲点夹脊督脉法

● 基本操作 ●

医者一手中、食、无名指分开，中指置于大椎处，食指、无名指置于两侧夹脊。另一手按于三指背面助力。自大椎至八髎以轻快的啄点法冲击背部夹脊及督脉，反复3～5遍（图4-18）。

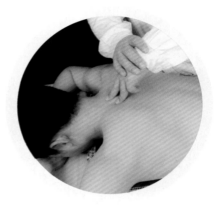

● 特点与功效 ●

图4-18　冲点夹脊督脉法

1. 本手法作用于督脉及夹脊，内调脏腑，上醒脑神，是和阳通督的要法，临床用于各类中枢疾病及损伤。

2. 定神醒脑。本手法通督和阳，对脑神有开窍清明作用，主要用于中风后遗症、帕金森病等所致肢体麻木、运动不利、精神萎靡、舌謇语塞、心悸抑郁等。亦用于自主神经紊乱所致多汗、烘热、烦躁、抑郁等。

3. 行气活血。用于背腰部损伤或脊髓损伤所致疼痛、麻木、运动障碍等。

● 操作技巧 ●

1. 动作快速灵巧，产生点按与深层冲击感。操作重点在于助力之手与操作之手间的配合，形成合力。

2. 自上而下，一气呵成，保持稳定节奏与连贯。由于中指长于食指及无名指，三指定位应中指略高于二指，从而保证稳定与冲点力的均匀。

3. 可与捏脊法结合使用。

第四节 擦法

一、搓擦大椎法

● 基本操作 ●

医者掌根着力，上下反复搓擦大椎穴区，透热为度（图4-19）。

● 特点与功效 ●

1. 大椎为三阳之会，行气通阳，擦法作用于此穴，散热透邪效用显著。

2. 清热利咽。本手法清利咽喉，用于外感、肺热、肝火等多种原因所致咽喉肿痛、音哑、失音、咽痒咳嗽。亦用于痰气交结所致梅核气。

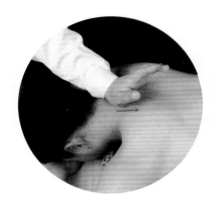

图4-19　搓擦大椎法

3. 透表祛邪。本手法是治疗外感的要法，无论外感风、寒、暑、湿均可运用，有透邪外出、振奋卫阳的功效。

● 操作技巧 ●

1. 多俯卧位操作，医者站于患者头前，暴露局部皮肤。

2. 医者以大小鱼际间隙吸定大椎，小幅快速上下擦动，局部可出现皮红或出痧。

3. 可适当使用介质，如按摩膏、刮痧油或其他按摩专用介质。

二、横擦风门肺俞法

● 基本操作 ●

医者全掌着力，横向擦动两侧风门肺俞区，透热为度（图4-20）。

1. 足太阳为人之藩篱，而风门、肺俞内连肺脏，是引邪外出的重要通路。

2. 清肺散邪。肺脏受邪，无论寒邪侵肺或肺热内生或肺阴内热，均可以此手法开达通路、引邪外出。用于治疗各类因肺气失宣所致咳喘、胸闷、咽喉肿痛、鼻塞流涕。

3. 振奋肺卫。治疗外感诸症。

● 操作技巧 ●

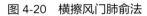

图 4-20　横擦风门肺俞法

1. 暴露局部皮肤，跨越脊柱来回擦动，透热为度。

2. 随背肌起伏保持力量均匀稳定，注意掌心微扣以吸定并利于蓄热。

三、横擦心俞法

● 基本操作 ●

同上，操作于两侧心俞平面（图 4-21）。

● 特点与功效 ●

1. 背为阳，心俞内通心阳，是清心热、安心神的要法。

2. 清心散热。用于心火炽盛、相火扰心、阴虚内热所致心悸、失眠、烦躁、胸闷。

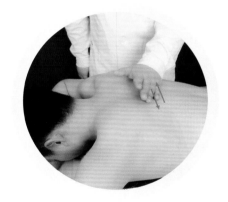

图 4-21　横擦心俞法

● 操作技巧 ●

同上。

四、横擦肾俞命门法

● 基本操作 ●

同上。操作区为两侧肾俞平面（图 4-22）。

● 特点与功效 ●

1. 此操作区内藏命火，乃肾间动气所出，是温补要法。

2. 温肾补阳。以擦产热，导热内达，用于肾阳不足之腰膝酸冷、阳痿、早泄、女子虚寒不孕等。

3. 通脉和阳。虽曰肾无实证，但肾阴不足者，常有虚热内蕴，夹湿内结，致尿频、尿急、月经不调、男子早泄遗精等。本手法于此有滋阴精清虚热之功。

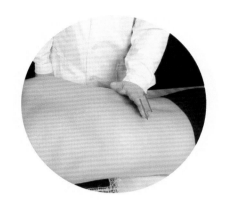

图 4-22　横擦肾俞命门法

4. 纳气归元。本手法与其他温补肾气手法结合，有纳气升阳之功，用于肾不纳气之虚劳咳喘、气短无力、子宫下垂、脱肛、尿失禁等。

● 操作技巧 ●

同上。

五、横擦腰骶法

● 基本操作 ●

同上。作用于八髎区（图 4-23）。

● 特点与功效 ●

1. 八髎虽居骨面而坚实，却易透热，本手法是温补下元的要法。

2. 温补下元。本部位深层为关元，元气之所聚，与任、督、冲、带、足少阴、足太阳均密切相连。用于治疗下元

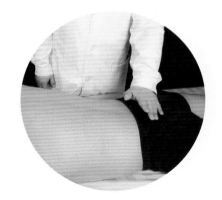

图 4-23　横擦腰骶法

亏虚之腰膝酸软、畏寒肢冷、萎靡无力、月经不调、宫寒不孕、血虚经少、阳痿、早泄、尿频尿急等。并有升阳举陷之功，治疗脱肛、子宫下垂、压力性尿失禁等。

3. 清热利湿。下焦湿热或阴虚内热，可由腰骶从阳透达，用于带下、阴痒、尿急尿痛、月经不调、早泄遗精等。

同上，需注意，骶骨坚实，常配合拨法、点法、叩击法。

说明：上述擦法有清热之功，亦有温补之效，技术上温补者手法需平缓柔和，操作时间略长，不可使局部皮肤过度充血甚至出痧，并常与振颤、按揉配合。以清散为主者，手法需轻快灵活，局部需潮红甚至出痧，时间略短，常与提拿捏捻或拍击配合。

六、直擦督脉法

● 基本操作 ●

医者以小鱼际着力，自大椎至尾骨，单向反复推擦后正中线，透热为度（图4-24）。

● 特点与功效 ●

1. 本手法推擦结合，作用线路长而狭，集中于督脉，振奋阳气作用显著。

2. 温补脾肾。本手法通行督脉，振奋阳气，用于脾肾阳虚之畏寒肢冷、腰膝酸软、腹冷泻泄、阳痿早泄、月经不调等。

3. 透邪达表，振奋卫阳，清肺宣表，用于治疗外感诸症。

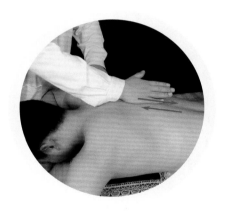

图4-24 直擦督脉法

4. 通督醒神。本手法上通脑神，对于诸如中风、帕金森病等有醒神开窍、安心定志的作用，是中风后遗症治疗主要手法之一。亦用于自主神经紊乱之抑郁、多汗、失眠、烦躁等。

● 操作技巧 ●

1. 小鱼际着力，挺腕直掌，以肩带肘上下移动。

2. 线路长，曲度变化大，需随脊柱形态调整下压力度，保持全线力量均匀。

3. 动作快而不乱，单向下擦为主如推法，但下压力大。收回时不离皮肤，轻带而回，形成节奏。

第五节　振颤法

一、掌振神堂法

● 基本操作 ●

医者掌心吸定神堂穴，行振颤约1分钟（图4-25）。

● 特点与功效 ●

1. 神堂内系心阳，手法上不易点按拿揉，振颤则和缓深透。

2. 宁心安神。振颤法有双向调节作用，对于本穴，有潜阴和阳作用，对于心阴不足之虚烦、心火亢盛之烦躁，阴阳失和之失眠、胸闷、心悸均有良效。

● 操作技巧 ●

1. 掌心虚扣穴位以吸定，掌缘压实，振颤波指向膻中。

2. 配合擦法有温补之效，配合捏拿法有清热潜阴之功。

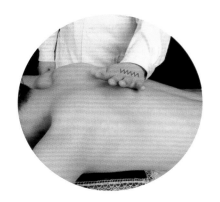

图4-25　掌振神堂法

二、双振肾俞法

● 基本操作 ●

医者双掌掌心虚扣两侧肾俞穴，同时振颤约1分钟（图4-26）。

● 特点与功效 ●

1. 同时作用双侧肾俞，补益作用

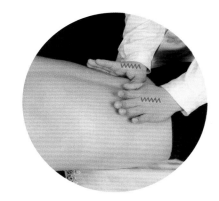

图4-26　双振肾俞法

显著。

2. 补肾益气。用于肾虚诸证，如男子阳痿、女子月经不调等男科妇科疾病。

● 操作技巧 ●

同上，注意双掌微里合使振动力向于命门深处，产生相合与聚焦感。

三、振颤腰骶法

● 基本操作 ●

同上，作用于腰骶八髎穴区（图4-27）。

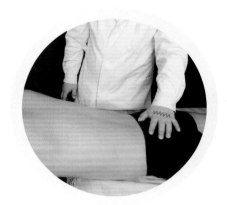

图4-27　振颤腰骶法

● 特点与功效 ●

1. 振颤平和深透，内达关元，舒适感强，有升阳补元之功。

2. 温补下元。用于虚劳、久病、起居失节所致元气不足、下焦虚损。如男科、妇科诸证、小便不利、腹冷肢寒、萎靡、消瘦等。

3. 升阳举陷。用于脱肛、子宫下垂、崩漏、尿失禁等。

● 操作技巧 ●

1. 力透骶骨，故下压力稍大，压实后微收2～3分，于此空间内发力振动。

2. 配合擦法、叩法效果更佳。

第六节　抖法

一、晃抖腰骶法

● 基本操作 ●

医者双手并置，四指与拇指相对分置于两侧腰肌外缘，微下压并对扣，双手同时发力晃抖腰骶部约半分钟，使腰为中心的胸腰、骶产生快速来回晃抖（图4-28）。

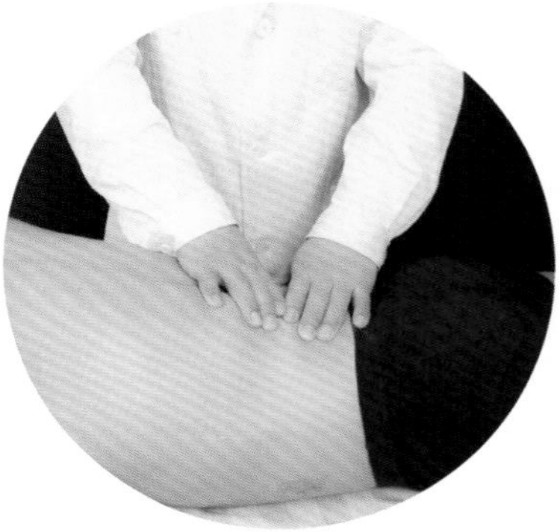

图4-28　晃抖腰骶法

● 特点与功效 ●

1. 本法以晃抖带动肌筋及腰前腹腔内脏器，有解痉、行气、活血之效。

2. 松腰益肾。松解腰骶背部肌筋，促进气血运行，腰为肾之府，有动则升阳的益气温肾效果，用于各类肾气不足、腰骶冷痛、寒凝血瘀诸证。

3. 通腑行气。本手法以腰带腹，尤其运动腹后壁肌筋，可促进腹腔内脏器运动，改善微循环，可辅助治疗便秘、腹胀、肝胆郁滞等。

● 操作技巧 ●

1. 双手扣实下压，保持稳定的扣、压之力后来回横向抖动，不可起伏。

2. 速率及距离保持一致，以腰椎前缘为中心，形成可控的节奏。

二、晃抖骶尾法

● 基本操作 ●

同上，双手扣于骶骨两侧边缘（图4-29）。

1. 以外抖引内动，升提阳气，活血行气。

2. 松调骨盆。本手法有很好的松解盆周肌作用，是调整矫正骨盆的主要软组织手法，适于因盆周肌松弛、失衡所致月经病、不孕、尿失禁、男科病等。

3. 活血益气。改善盆腔内脏器及软组织微循环，以动升阳，有很好的通脉益气作用，对于下元亏虚诸症有良效。

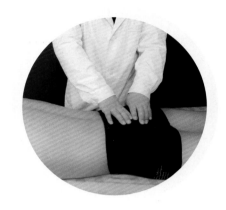

图 4-29　晃抖骶尾法

4. 通腑利尿。本手法被动运动骶骨前之直肠、膀胱，有通利二便的效果。

同上，注意由于骶骨形态上宽下窄，近尾骨之手与上手形成对称合力，保持横移，不可起伏或扭摆。

第七节 叩法

一、拳叩背腰法

● 基本操作 ●

医者双手交替，空拳自肩背至腰臀交替连续叩击，反复 3 ~ 5 遍（图 4-30）。

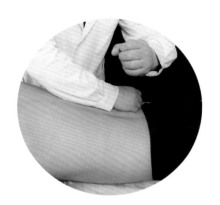

图 4-30　拳叩背腰法

● 特点与功效 ●

1. 背为阳，卫气所行，本手法操作面积大，行气通表作用显著，也因其舒适感强、协调作用显著而常用作背腰部的结束手法。

2. 振奋卫阳，疏通卫表，松解皮肉。用于外感六淫或肺气失宣，或劳累后肌筋紧张所致背腰酸胀疼痛、无力、紧束感等。

3. 平和气机。用于气机上逆，如郁怒、久咳、感寒所致胸闷、烦躁、呃逆、嗳气、头胀痛、项背僵硬不舒等。

4. 松肌疏皮。本手法松解背部肌腠，有透表达营，调和气血作用，常作为外感病、多汗症、无汗症、失眠的辅助手法。

● 操作技巧 ●

1. 双手交替既利于操作，又使叩击力略内合。

2. 肘部放松，以肩带肘屈伸起落。握空拳，保持叩击弹性，一触即还，节奏稳定。

3. 根据不同部位调整叩击力度，如浮肋处要轻，一带而过，臀部稍重，略迟滞，从而保持患者舒适感的均匀平稳。

二、腰部空拍法

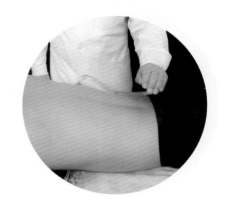

● 基本操作 ●

医者五指并拢，掌心虚空，以空掌拍击腰部正中，反复 3~5 遍（图 4-31）。

图 4-31　腰部空拍法

● 特点与功效 ●

1. 本手法叩击力度大，部位集中，深透性强，是激发腰肾气机的重要方法。

2. 强肾壮腰。拍击力内透腰府，激发肾气，用于肾虚腰痛、腰膝无力、倦怠萎靡。

3. 行气活血。松解腰部肌筋，尤其拍击力透达腰脊，可振动腹后壁，从而改善局部因劳累、久坐所致微循环障碍、气血壅滞。对于腰背冷痛、寒，效果显著。

4. 解痉通经。本手法力透腰府，内达盆腔，尤其对于盆周筋膜的痉挛紧张有很好的松解缓急作用，对于因盆腔内压过高、骨盆不正所致的月经不调、输卵管痉挛、产后排尿困难等均有效。

● 操作技巧 ●

1. 高举轻落，啪啪有声，产生较大震动感。

2. 掌心虚扣，全掌缘平均着力。切不可重击，不可直接击打肾区及浮肋。

3. 保持弹性，肩肘腕放松，以肩带掌，借肩关节弹性和患者腰脊弹性，一触即回。

三、拳叩骶骨法

● 基本操作 ●

医者手握空拳，以拳面空虚处叩击骶骨面 3~5 遍（图 4-32）。

● 特点与功效 ●

1. 本手法属击法，力度大，冲击力强，对盆周肌筋有明显的松解作用并间接调理盆腔内脏器。

2. 震荡骨盆。本手法直接作用于骨盆后壁，深透性强，可通过对肌筋的松解缓痉促进微循环的畅通并激发气机运转。同时，这种震荡也促进了盆腔内脏器位置的微调和相互摩擦，从而增强脏器功能。因此是治疗男科、妇科、泌尿系诸症的要法。如男性尿急尿痛夜尿、女性尿失禁、盆内粘连、输卵管痉挛、月经不调等。

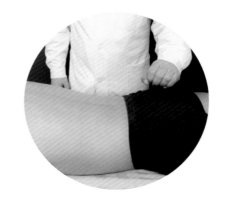

图 4-32　拳叩骶骨法

3. 通脉固元。动则升阳，本手法作用于八髎穴，内连关元，其深层是任、督、冲、带诸脉的循行要冲，故常用于元气不足、肾元亏虚、寒湿困阳等证。如肾虚腰痛、虚寒不孕、子宫下垂、脱肛等。

● 操作技巧 ●

1. 虚拳空叩，着实内达。一则挺腕松肩，如锤下击，二则于接触瞬间微轻握拳，有深透效果且无明显痛感。

2. 随骶骨曲度力向指向关元 - 中极。

3. 避开尾骨。

第八节 拨理法

一、拨理胸腰结合段法

● **基本操作** ●

医者四指并拢，指腹着力，另一手扶于指背助力。横向拨动胸8至腰1，第一、第二侧线，然后沿肌纤维方向上下推理，交替反复操作，以局部肌筋软软为度（图4-33）。

● **特点与功效** ●

1. 本手法是根据前病后治原则调理中焦的要法。

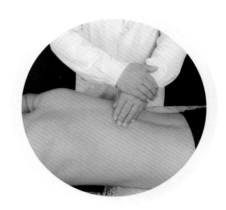

图4-33　拨理胸腰结合段法

2. 解痉止痛。急则取其俞，本操作区为中焦肝俞、胆俞、脾俞、胃俞所在，对胃痛、胆胀、胁痛、腹胀、腹泻均有效，是推拿治疗胃、胆囊、小肠急性痉挛疼痛的要法。

3. 和解肝脾。本手法和运中焦，用于中焦失和诸证，西医学代谢性疾病如糖尿病、高脂血症、高血压、胃肠功能紊乱、脂肪肝均可运用本法。

● **操作技巧** ●

1. 拨法与理法结合，先横向拨动再纵向理顺，交替反复操作。本法适于背俞穴所在经脉气血的运行，舒适感强。

2. 四指需先着力按压入肌间隙，再行拨理。此手法切入感强，于脏腑按摩优于肘压与拇指。

二、拳拨八髎法

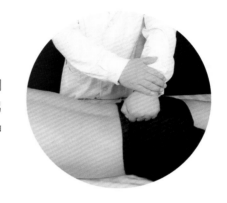

● 基本操作 ●

　　医者握拳，以四指的第二指间关节着力，横向拨动两侧八髎穴，另一手可扶于拳背助力，反复约 1 分钟（图 4-34）。

● 特点与功效 ●

　　1. 直接作用于八髎穴，刺激量大，通经活血效应更佳。

图 4-34　拳拨八髎法

　　2. 升阳通脉。有温补肾阳、升提阳气作用，用于肾虚腰痛、畏寒、夜尿频多、月经不调、闭经、不孕等。亦用于子宫下垂、脱肛、尿失禁等。

　　3. 解痉松筋。本手法有调适骨盆作用，松外筋以达内筋，通过对盆腔后壁的松解缓和盆内压力，对于盆腔炎症、子宫内炎症及积聚均有辅助作用。

　　4. 通利二便。本操作于足太阳经，且深层即为直肠、膀胱及前列腺等组织，故对于便秘、尿失禁、尿潴留、尿频尿急均有效。

● 操作技巧 ●

　　1. 指间关节着力，先下按，于肌筋间隙，再行拨动，深透有力。

　　2. 动作需轻快，形成重而不滞，轻而不浮的刚柔相济的节奏。

　　3. 可酌情嘱患者配合呼吸运动，如腹式呼吸、逆腹式呼吸以行气培元。

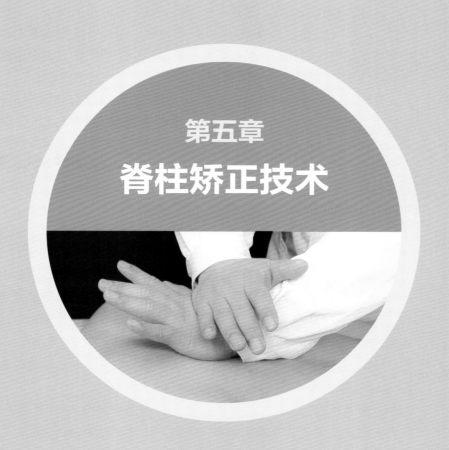

第五章

脊柱矫正技术

脊柱矫正技术在中医按摩体系中独具特色，不仅适用于伤科疾病的按摩治疗，也同样适用于脏腑按摩。中医认为，脊柱骨盆具有统领周身、维持胸腹脏腑形态、保证内在气血运行的作用，其形态的变化和旋移必然会导致内脏的位移、扭曲和气血运行障碍。而内在脏腑在病理条件下形成的肌肉、筋膜紧张痉挛和保护性体位也会造成脊柱骨盆的形态改变，两者互为影响。因而在治疗上，适当的脊柱矫形对于脏器功能是有治疗效用的。另外，中医按摩对于背俞穴和脊柱督脉诸穴的认识也不仅限于经脉的点位，而是认为，穴位作为经络体系上的一部分的同时，也因其所在而与上下内外的肌肉、筋膜、骨关节有着紧密联系。其功能的发挥首在经脉气血的畅通，也必然受着局部筋骨状态的影响。脊柱的变形、关节的紊乱、椎体的旋移及其所造成的肌筋紧张也是造成经气不畅、穴

感异常、穴位作用发挥不利的重要原因。因而在脏腑按摩中运用扳动类手法矫正关节偏歪也成为了用穴、用经的重要方法。

脏腑按摩所运用的脊柱矫正技术有着自身的特点，要求力柔、劲巧、松活、不以弹响为目的。充分发挥医患随行、因机而动、力合劲整的特点，在舒适、放松的状态下完成。在具体手法操作中，脏腑按摩要求整复过程中以患者主动屈伸旋转为主，医者随后发力为辅，注重动作中的松解、减压、牵拉和顿挫效应，从而在外松肌正骨、疏通经脉，在内传导劲力、运行脏腑。不求明显的关节弹响，而重动作的协调和内敛。

由于脊柱矫正技术操作复杂，对施术者功力要求较高，且具有一定的危险性，故本章以手法操作详解为主。而由于各手法在脏腑按摩中具有相似的治疗原理和功效，篇幅所限，不过多赘述。

第一节　颈椎矫正手法

一、颈椎旋扳法

● 基本操作 ●

1. 患者俯卧位，医者站其头前。

2. 在颈椎中上段确定偏歪颈椎，以此为基点操作。此处以第四颈椎棘突偏向左侧为例说明。

3. 患者胸前垫软枕，头转向左侧。医者左手拇指置于偏歪棘突左侧缘，其余四指置于颈侧助力，掌根置于脑后枕部。右手虎口张开，四指托于下，拇指扶于上，捏拿患者下颌。

4. 医者双手配合，将患者头颈合抱。嘱患者做颈部屈伸和左旋动作，医者双手引导并助力。以按于偏歪棘突处拇指感觉颈椎在运动下的开合移动，并体会患者运动中肌肉紧张度。待拇指下棘突处于屈伸运动顶点和左旋扭剪切点时，右手迅速顺患者左旋之势，做一个短促有力的上提扳动，同时左手拇指顶推，多可感到棘突跳动并闻及弹响（图 5-1A、图 5-1B）。

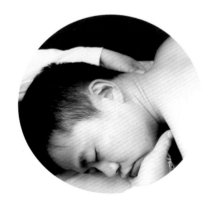
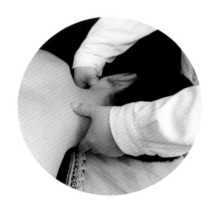

图 5-1A　颈椎旋扳法　　　　　　图 5-1B　颈椎旋扳法

1. 操作中患者主动运动应是小幅度的，被限制于医者双手之内的，是围绕偏歪棘突的。运动过大反而影响指下感知。

2. 上提扳动应在患者主动左旋动作下随势而发，不可暴力强扳。

3. 医者左手除以拇指定位外，还应用四指和掌根辅助头颈运动，并在扳动时限制头部抬起及后仰，从而保证劲力的集中整合。

说明　本法应用广泛，主要用于颈椎中上段的关节整复。其定位由颈椎屈伸角度和拇指顶按完成。一般而言，上颈段取小角度后伸位，中颈段取中立位。如应用本法整复下颈段则取小角度前屈位，并可适当增高胸前的垫枕。

二、颈椎推扳法

● 基本操作 ●

1. 患者俯卧位，医者站其头前。

2. 在颈椎中下段确定偏歪颈椎，以此为基点操作。本处以第六颈椎棘突右偏为例说明。

3. 患者胸前垫软枕，头颈转向左侧。医者左手掌根或小鱼际置于偏歪棘突右侧，右手置于患者前额及左颞部。

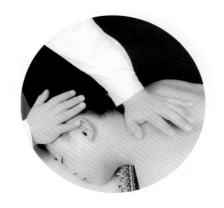

图 5-2　颈椎推扳法

4. 嘱患者略后仰并左旋头颈，医者右手轻推前额以助力。同时，左手掌根体会掌下颈椎的开合移动，待左旋后伸之剪切力集中于掌下棘突时，医者右手做一迅速小角度推旋前额，同时左手掌根或小鱼际推顶偏歪之棘突。此时可感觉到颈椎的跳动并闻及弹响（图 5-2）。

〖注意事项〗

1. 左手之顶推与右手之推旋前额应同时，形成合力。

2. 不同于前法，本法患者主动运动余地较小，以医者被动运动患者头颈为主，以确定发力时机。

3. 如患者过度紧张或因疼痛抵抗，可引导患者深呼吸，于呼气末寻找发力时机，不可暴力施为。

> **说明**　　本法用于颈椎中下段之矫正。其定位与后伸角度相关，位置在中段颈椎，可取中立位或小角度后伸位，位置越向下，后伸角度应越大，以利剪切力的形成。本法也可用于胸椎上段，肩胛以上的关节整复。如胸椎 1～3 的整复，此时的操作应酌情增高胸前垫枕，以利于剪切力的下移。

三、寰枢整复法

● 基本操作 ●

1. 患者仰卧位，医者坐其头前。
2. 医者双手抄于耳后颈部，食中指触诊枢椎侧块，确定偏歪部位，以此为基点操作。本处以右侧块突出，压痛为例说明。
3. 患者主动左旋头颈。医者右手改拇指按压于上述治疗点处，其余四指按于耳前及颞部助力。左手平掌托于患者左侧下颌支及面颊处。

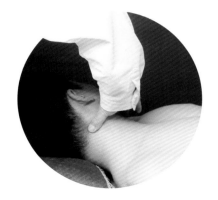

图 5-3A　寰枢整复法

4. 嘱患者主动左旋并作小角度屈伸活动，医者双手托抱患者头颈辅助。医者右手拇指体会指下颈椎的开合运动及位移，待感知旋转屈伸之顶点及剪切点达于指下时，顺患者左旋，做一迅速短促的向左扳动，同时右手拇指略向内推按，此时多可感觉到颈椎的跳动并闻及弹响（图 5-3A、图 5-3B）。

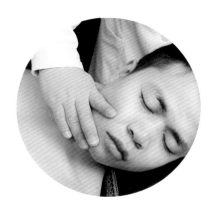

图 5-3B　寰枢整复法

1. 寰枢椎的整复需在影像指导下操作，发力需轻巧，不可施暴力强扳。

2. 操作中可略将患者头颈托起，在半主动半被动状态下屈伸左旋，以便于更清晰的感知指下颈椎运动情况。

3. 医者双手配合应保持头颈的动态平衡，扳动发力时应沿纵轴旋转，双手控制头颈使之稳定，不可有屈伸摆动。

说明 寰枢椎整复技术难度较大，有一定的危险性，需在影像指导下进行，力达即止，不可强求弹响。本法也可用于上段颈椎整复。如技术操作熟练，上述二法也可用于寰枢椎整复治疗。颈椎关节矫正技术并非固定不变，只有相对较为适用的节段选择，理法相通，可以酌情通用。

四、颈椎旋转复位法

● **基本操作** ●

1. 患者坐位，医者站其后。

2. 医者双手拇指于患者颈部触诊，确定偏歪棘突，以此为基点操作。此处以第五颈椎棘突左偏为例。

3. 医者左手拇指置于偏歪棘突左侧，嘱患者前屈颈部，至屈曲弧顶点达于指下停止，此时医者拇指下颈椎才有拉开感。再令患者保持此屈曲角度下右旋，至最大。医者右臂屈曲以肘窝托住患者下颌，前臂及右手扶持患者左侧面部，并将患者头颈固定于医者胸前。

4. 保持上述体位稳定，嘱患者继续右旋，待医者感到旋转剪切力达于左手拇指下时，迅速随患者运动做一右旋并上牵的扳动，左手拇指下可感到棘突复位的移动并闻及弹响（图 5-4A、图 5-4B）。

注意事项

1. 整复需在触诊明确并有影像指导下操作，发力需随患者运动，轻巧果断，不可施暴力。本法挟持患者头颈定位准确，但易致患者紧张，故动作要稳而快速。

2. 操作中左手拇指以感知力点，明确定位为主，一般不用发力，并在

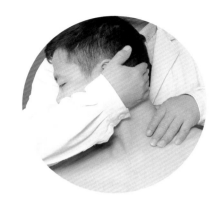 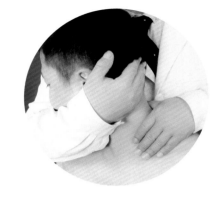

图 5-4A　颈椎旋转复位法　　　　　图 5-4B　颈椎旋转复位法

旋转牵拉中辅助保持颈部中立位。

3. 医者右臂的右旋和牵引动作是一合力，应同时发出，不可分离，并且动作一定要保持在颈椎纵轴下完成，偏离纵轴手法不易成功。

说明　　本手法是中医伤科常用整复手法，按动疗法依其按动结合、医患配合的理念加以改良，在运动中确定最佳发力点，更为轻灵安全。

　　本法适用于各节段颈椎整复，以颈部屈伸角度进行定位调整，一般而言，上位颈椎多取中立或略后伸位，中段颈椎多取前屈 10°，下位颈椎则需前屈 15°～25°，依病情和指下椎体运动变化灵活掌握。

第二节 胸椎矫正手法

一、上段胸椎抱提法

● 基本操作 ●

1. 患者取坐位，医者站其后。

2. 在胸椎上段确定偏歪胸椎，以此为基点操作。

3. 患者双手抱于脑后枕部，十指交叉扣紧。医者左手从患者左肩上臂弯处前伸至肩前，然后转而伸向腋下，反手勾持于侧背部。右手相反，从患者腋下穿至肩前，转而向上至肩上臂弯，右手勾抓于患者右前臂近腕处。

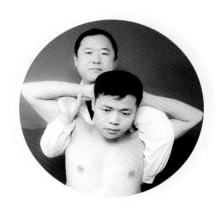

图 5-5　上段胸椎抱提法

4. 医者双臂同时用力上提，将患者躯干拉直，以胸腹部贴于偏歪棘突处。嘱患者放松，待患者放松，医者迅速做一短促有力的顿提，一般可闻及胸椎弹响（图 5-5）。

‖注意事项‖

　　1. 医者双手一正一反扣紧躯干上段，需保持对称与平衡，不可一松一紧。

　　2. 上提时应垂直，即沿纵轴发力，不可左右前后摆动。

　　3. 如患者紧张，可嘱患者深呼吸，于呼气末发力，可提高成功率。

　　说明　　本法仅适用于上胸段整复，第四、五胸椎以下本牵提力难以到达。也有熟练者通过调整颈椎屈伸角度用本法矫正第六、七颈椎之偏歪。

二、中段胸椎抱提法

● 基本操作 ●

1. 患者取坐位，医者站其后。
2. 在中胸段确定偏歪之胸椎，以此为基点操作。
3. 患者双手抱于脑后枕部，十指交叉扣紧。医者双手分别自两侧腋下穿于肩前，转而向上至肩上臂弯处，双手握于两前臂近腕处。

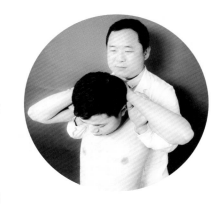

图 5-6　中段胸椎抱提法

4. 嘱患者双肘略前合，医者双手用力上提将躯干拉直并以前胸顶贴于偏歪棘突处。待患者放松，医者前胸前顶，突然做一短促有力的顿提，一般可闻及弹响（图 5-6）。

注意事项

　　1. 本法上提时应顺势将患者背部紧贴于医者胸前，以便于胸顶。因此，动作方向不完全是垂直向上的，有一定的后上方的拉动。具体角度依部位及患者体型而灵活掌握。

　　2. 如患者紧张，可适当做一些左右摆动，或嘱患者深呼吸后再发力。

说明　　本法应用广泛，熟练者可用于整个胸椎段的整复。但一般情况下本法最适用于中胸段。

三、下段胸椎抱提法

● 基本操作 ●

1. 患者取坐位，医者站其后。
2. 在下胸段确定偏歪胸椎，以此为基点操作。
3. 患者双手十指交叉于腹前。医者双手自患者腋下穿于患者腹前，从两前臂内侧合抱患者交叉之双手。
4. 医者双手用力，将患者拉至身前，嘱患者前屈含胸，以胸腹部顶贴于偏歪棘突处。然后嘱患者后伸挺胸，体会贴于胸腹部之胸椎的开合移动。当运动达于偏歪节段时，医者双手连同胸腹向上做一迅速短促有力的顿提，一般可闻及弹响（图 5-7A、图 5-7B）。

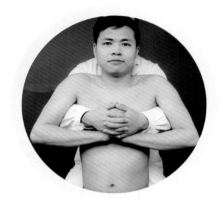

图 5-7A　下段胸椎抱提法

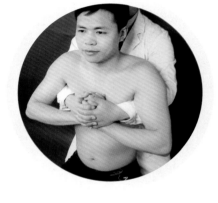

图 5-7B　下段胸椎抱提法

‖ 注意事项 ‖

1. 医者需用双臂及胸腹部将患者下胸段含抱紧实。

2. 牵提发力应顺患者挺胸后伸之势，方向略向后上方以利于前顶。

3. 用力需有弹性，注意避开剑突及浮肋。

说明　本法适用于下胸段及上腰段的矫正。在患者疼痛或过度紧张的情况下也可改主动屈伸为被动屈伸摆动，以利于患者放松。

四、胸椎呼吸按压法

● 基本操作 ●

1. 患者俯卧位，医者站其旁。

2. 在胸椎中上段确定偏歪胸椎，以此为基点操作。

3. 患者胸前垫软枕，双手自然置于体侧。医者双手交叠，下方按压手五指朝向头部，掌心置于偏歪棘突处。

4. 嘱患者深呼吸，医者双掌随呼气逐渐下压，至呼气末，做一迅速短促有力的顿压，方向略朝前下方。一般可闻及弹响（图 5-8）。

注意事项

1. 顿压要快而有限，不可逆呼吸而行，保持弹性，避免因过力伤及胸椎关节及脊肋关节。

2. 为充分了解胸廓弹性和患者呼吸状态，可反复深呼吸数次以寻找最佳发力时机。

3. 顺应胸椎叠瓦状结构，按压向前下方成功率更高。

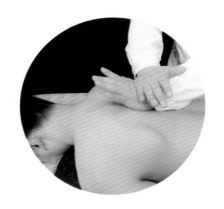

图 5-8　胸椎呼吸按压法

说明　　本法应用广泛，手法变化颇多。如叠掌按压可变化为胸椎两侧并掌或并拳按压，医者体位也可改为站于患者头前。但无论如何变化，其机理是一致的。

本法适用于中上段胸椎矫正，下胸段由于胸廓结构稳定性变差，按压操作难度增大，多使用牵提或旋转复位法。

第三节 腰椎骶髂矫正手法

一、腰椎旋转复位法

● 基本操作 ●

1. 患者取坐位，医者站其后。

2. 在腰部确定偏歪腰椎，以此为基点操作。本处以第三腰椎右偏为例说明。

3. 患者双手抱于枕后，十指交叉，两肘前合。医者右手拇指置于偏歪棘突右侧，左手从患者左腋下穿至胸前并握持患者右上臂中部。另嘱一助手面对患者而立，双手按于患者双膝以固定骨盆。

4. 嘱患者前屈，医者左手辅助调整，至第三腰椎棘突达于前屈弧度之顶点。保持此前屈角度，嘱患者左旋，医者双手助力并保证运动平稳，左旋至最大角度时，顺患者左旋之势，医者左手做一迅速短促有力的旋扳，同时右手拇指顶推。此时一般可感知指下棘突跳动并闻及弹响（图5-9）。

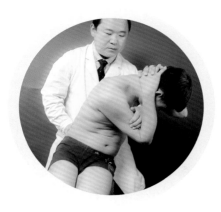

图 5-9　腰椎旋转复位法

‖ 注意事项 ‖

1. 医者双手除用于旋扳和顶推外，还有着调整患者重心，维持躯干稳定的作用。双手的协调与配合是保证剪

说明　本法是中医按摩经典的腰椎整复手法，成功率高，可用于上、中、下段各部腰椎的矫正。其定位除拇指顶推外，还需调整屈曲角度，一般而言，下位腰椎整复所需前屈角度要大于上位腰椎，具体操作时随病情、患者体质灵活掌握。

切力集中于偏歪棘突的关键。

2. 旋扳动作应顺势而为，不可使用暴力。发力应短而快，不可使患者身体大幅摆动。

3. 助手固定右腿时应靠近腹股沟，需用力平稳，并在医者发力时适当配合对抗用力。

二、腰椎斜扳法

● 基本操作 ●

1. 患者健侧卧位，医者面对而立。

2. 在腰部确定偏歪腰椎，以此为基点操作。本处以第三腰椎右偏为例说明。

3. 患者左侧卧，左下肢自然伸直，右下肢屈膝屈髋。

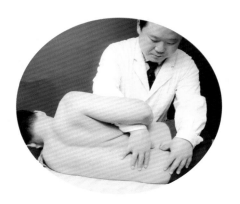

图 5-10　腰椎斜扳法

4. 医者左前臂按压于患者右臀部，使骨盆相对固定，左手拇指置于偏歪棘突处以感觉腰椎屈曲旋转角度。右手牵拉患者左上肢，以此调节腰部前屈，使偏歪棘突处于前屈弧度之顶点。保持此姿态，医者右前臂推顶于患者右肩前腋下处，双手配合，左侧下压右侧后推，使腰右旋至最大。保持此姿态，双手微调右旋角度，以左手拇指感知腰椎剪切力位置，达于偏歪棘突处时，双手同时做一迅速短促有力的反向扳动，同时左手拇指配合下按偏歪棘突。一般可感觉指下棘突跳动并闻及弹响（图5-10）。

注意事项

1. 医者双手调整腰部屈曲、右旋角度是定位的关键。左手拇指以感知腰椎剪切力位置为主，顶推只是辅助，不

说明　　本法是按摩临床最常用的腰椎整复手法之一，操作灵活，可用于各个节段腰椎矫正。其定位主要以调节角度为主，一般下位腰椎所需前屈角度要大于上位腰椎。临床操作中应根据具体情况，以双手压臀、推肩角度力度变化改变剪切力位置，需在临床中不断体会与练习。

必过力。

2. 扳动发力时应以偏歪腰椎为中心，不可上下摆动，造成定位不稳。

三、压髂扳肩法

● 基本操作 ●

1. 患者仰卧位，医者站其健侧。

2. 操作前确定下位腰椎偏歪或骶髂关节前错缝。本处以第五腰椎右偏为例说明。

3. 患者仰卧位，下肢自然伸直。医者左手置于患者右髂前上棘处，右手从患者肩头绕至肩后肩胛冈处。

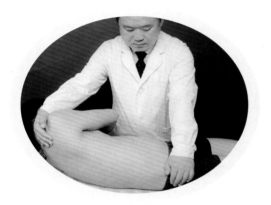

图 5-11　压髂扳肩法

4. 嘱患者前屈约 30°，然后左旋至最大。医者左手按压髂前上棘固定骨盆，右手扳拉患者肩头，协助患者完成上述动作。当患者左旋至最大时，医者顺势做一迅速短促有力的扳肩压髂动作，此时多可感觉到腰椎跳动并闻及弹响（图 5-11）。

‖ 注意事项 ‖

1. 本法是在患者半主动屈曲旋转下操作的，医者右手起到控制调节作用，而压髂之手需着力固定骨盆，避免晃动。

2. 扳肩压髂应以偏歪腰椎为中心，剪力的调整由双手配合完成，发力时应确保稳定。

说明 ● 本法主要用于下位腰椎矫正，熟练者也用于骶髂关节的前错缝。其定位由双手配合调节屈曲旋转角度实现。一般而言，矫正骶髂时前屈角度应较小，约 10° 左右，需根据临床灵活掌握。

四、推髂复位法

● 基本操作 ●

1. 患者健侧卧位，医者面对而立。

2. 确定骶髂错缝，以骶髂关节为基点操作。本处以右侧为例。

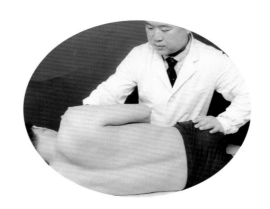

3. 患者左侧卧，左下肢自然伸直，右下肢屈膝屈髋至最大。医者左手掌根置于坐骨结节与大转子之间，右手扶持于患者右肩腋前。

图 5-12　推髂复位法

4. 医者双手配合调整患者姿态，使躯干与床面垂直。医者右手向头部方向推肩，使躯干拉紧固定。待患者放松，医者左手掌根向头的方向做一迅速短促有力的顿推，一般可感觉到骶髂关节的跳动或闻及弹响（图 5-12）。

注意事项

　　1. 双手的推动均是朝向上，左手为发力，右手为固定。

　　2. 患者屈膝屈髋角度应尽量大。

　　3. 如果患者紧张，可在引导深呼吸下于呼气末发力。

> 说明　　本法虽是直推手法，但由于骶髂关节的耳状结构，产生的却是旋转效应，所以对于前、后错缝均适用。

五、骶髂牵压法

● 基本操作 ●

1. 患者俯卧位，医者站其患侧，嘱一助手站其足侧。

2. 确定骶髂关节后错缝，以骶髂关节为基点操作。本处以右侧为例。

3. 患者俯卧，下肢自然伸直。助手双手持握患者右踝。医者站于患者右侧，叠掌按压于后突之髂后上棘处。

4. 医者着力下压，将骨盆
与床面贴实。保持此压
力稳定均匀。助手着力
沿下肢纵轴牵引下肢，
至最大，停留数秒，待
患者放松，助手做一迅
速短促有力的顿牵动
作，此时医者可感觉到
骶髂关节跳动或可闻及
弹响（图 5-13）。

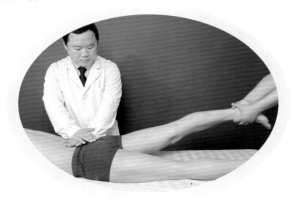

图 5-13　骶髂牵压法

‖ 注意事项 ‖

1. 医者的按压将骨盆与床面贴实即可，不必过力，但需持续均匀。
2. 助手发力需沿下肢纵轴，摆动则会"泄力"，影响疗效。
3. 有严重膝、髋关节疾病者慎用。

说明　　本法用于骶髂后错缝，成功率高。熟练者亦有用于第四、第五腰椎矫正者。操作中助手的配合十分重要，需事前指导说明，并适当练习。

六、牵腕推肩法

● 基本操作 ●

1. 患者坐于床边，医者站其健侧，助手坐于其后。
2. 医者先行腰椎触诊，确定偏歪棘突，以此为基点操作。此处以第五腰椎棘突右偏为例。
3. 令助手坐于患者身后，右手拇指顶按于第五腰椎棘突右侧，其余四指按于右侧髂骨处，左手置于左侧髂骨，双手配合固定骨盆。医者站于患者右侧后，右手牵拉患者左腕，左手推按患者右肩，使患者腰部右旋。
4. 保持上述体位稳定，嘱患者继续右旋至最大，医者牵腕推肩助力并控制患者旋转保持在腰椎纵轴上。待医者感到旋转剪切力达于助手指下时，迅速随患者运动做一快速的牵腕推肩扳动，助手右手拇指下可感到棘突复位的移动并闻及弹响（图 5-14）。

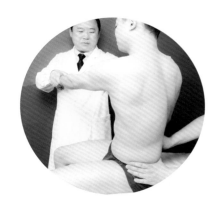

图 5-14　牵腕推肩法

┃注意事项┃

1. 医者牵腕推肩发力要快速短促，二力相合，不可分离，同时保持整个动作均沿腰椎纵轴。

2. 操作中助手主要起到固定骨盆、辅助定位的作用，操作中始终保持固定力稳定，不必发力。对于体格健壮或过度紧张的患者，助手可辅助感知旋转剪切力并提示医者，从而确定最佳发力时机。

3. 医者发力需随患者旋转之势，控制在正常生理角度之内，是借腰部弹性而扳动的，不可发暴力和长力。

说明　　本手法以助手固定骨盆，医者旋转腰椎，相互配合，对于下位腰椎的整复成功率较高。变换助手按压部位可用本手法进行骶髂关节整复。如上述，将助手右手按压部位改为右侧髂后上棘，可治疗右侧骶髂后错位。

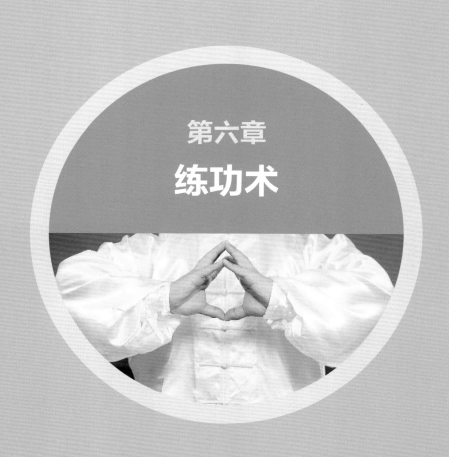

第六章

练功术

第一节 练气法

《六字诀》，即"嘘""呵""呼""呬""吹""嘻"六字诀，最早见于陶弘景的《养性延命录》，以后不少有关古代著作中对此均有论述。自明代起，六字诀由原来单纯的以练呼为主的静功发展为配合动作的动静功结合的一种功法。

预备势

两脚平行站立，约与肩同宽，两膝微屈；头正颈直，下颏微收，竖脊含胸；两臂自然下垂，周身中正；唇齿合拢，舌尖放平，轻贴上腭；目视前下方（图6-1）。

▎动作要点▎

1. 鼻吸鼻呼，自然呼吸。
2. 面带微笑，思想安静，全身放松。

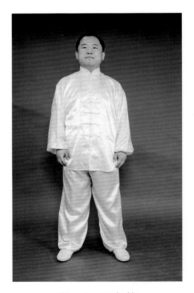

图6-1 预备势

起势

动作一 ● 接上式。屈肘，两掌十指相对，掌心向上，缓缓上托至胸前，约与两乳同高；目视前方。

动作二 ● 两掌内翻，掌心向下，缓缓下按，至肚脐前，目视前下方。

动作三 ● 微屈膝下蹲，身体后坐。同时，两掌内旋外翻，缓缓向前拨出，至两臂成圆。

动作四 ● 两掌外旋内翻，掌心向内。起身，两掌缓缓收拢至肚脐前，虎口交叉相握轻覆肚脐。静养片刻，自然呼吸，目视前下方（图6-2）。

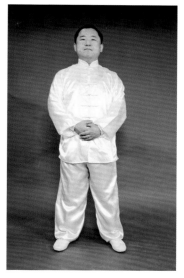

图6-2　起势

‖ 动作要点 ‖

1. 鼻吸鼻呼。

2. 两掌上托时吸气，下按、向前拨出时呼气，收拢时吸气。

第一式：嘘（xū）字诀

动作一 ● 接上式。两手松开，掌心向上，小指轻贴腰际，向后收到腰间；目视前下方，两脚不动，身体左转90°，同时，右掌由腰间缓缓向左侧穿出，约与肩同高，并配合口吐"嘘"字音；两目渐渐圆睁，目视右掌伸出方向。

动作二 ● 右掌沿原路收回腰间；同时身体转回正前方；目视前下方。

动作三 ● 身体右转90°，同时，左掌由腰间缓缓向右侧穿出，约与肩同高，并口吐"嘘"字音；两目渐渐圆睁，目视左掌伸出方向。

动作四 ● 左掌沿原路收回腰间，同时，身体转回正前方；目视前下方。

如此左右穿掌各3遍。本式共吐"嘘"字音6次（图6-3A、图6-3B）。

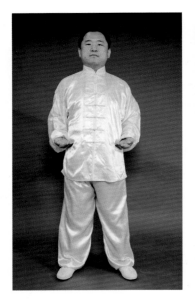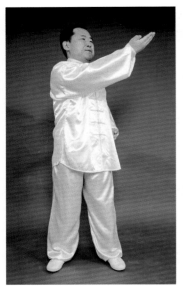

图 6-3A　第一式：嘘字诀　　　　图 6-3B　第一式：嘘字诀

‖ 动作要点 ‖

1. "嘘"字吐气法：发音吐气时，嘴角后引，槽牙上下平对，中留缝隙，槽牙与舌边亦有空隙。发声吐气时，气从槽牙间、舌两边的空隙中呼出体外。

2. 穿掌时口吐"嘘"字音，收掌时鼻吸气，动作与呼吸应协调一致。

第二式：呵（hē）字诀

动作一● 接上式。吸气，同时，两掌小指轻贴腰际微上提，指尖朝向斜下方；目视前下方。屈膝下蹲，同时，两掌缓缓向前下约 45° 方向插出，两臂微屈；目视两掌。

动作二● 微微屈肘收臂，两掌小指一侧相靠，掌心向上，成"捧掌"，约与肚脐相平；目视两掌心。

动作三● 两膝缓缓伸直；同时屈肘，两掌捧至胸前，掌心向内，两中指约与下颏同高；目视前下方。

动作四● 两肘外展，约与肩同高；同时，两掌内翻，掌指朝下，掌背相靠，然后两掌缓缓下插；目视前下方。从插掌开始，口吐"呵"字音。

动作五 两掌下插至肚脐前时，微屈膝下蹲；同时，两掌内旋外翻，掌心向外，缓缓向前拨出，至两臂成圆；目视前下方。

动作六 两掌外旋内翻，掌心向上，于腹前成"捧掌"；目视两掌心。

动作七 两膝缓缓伸直；同时屈肘，两掌捧至胸前，掌心向内，两中指约与下颏同高；目视前下方。

动作八 两肘外展，约与肩同高；同时，两掌内翻，掌指朝下，掌背相靠，然后两掌缓缓下插，目视前下方。从插掌开始，口吐"呵"字音。

再重复动作五～动作八4遍。本式共吐"呵"字音6次（图6-4A、图6-4B）。

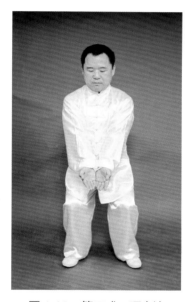
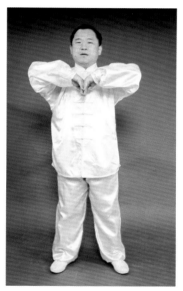

图6-4A　第二式：呵字诀　　　图6-4B　第二式：呵字诀

| 动作要点 |

1. "呵"字吐气法：发声吐气时，舌体上拱，舌边轻贴上槽牙，气从舌与上腭之间缓缓吐出体外。

2. 两掌捧起时鼻吸气；插掌、外拨时呼气，口吐"呵"字音。

第三式：呼（hū）字诀

动作一 ● 当上式最后一动两掌向前拨出后，外旋内翻，转掌心向内对肚脐，指尖斜相对，五指自然张开，两掌心间距与掌心至肚脐距离相等；目视前下方。

动作二 ● 两膝缓缓伸直；同时，两掌缓缓向肚脐方向合拢，至肚脐前约10cm。

动作三 ● 微屈膝下蹲；同时，两掌向外展开至两掌心间距与掌心至肚脐距离相等，两臂成圆形，并口吐"呼"字音；目视前下方。

动作四 ● 两膝缓缓伸直；同时，两掌缓缓向肚脐方向合拢。

再重复动作三～动作四5遍。本式共吐"呼"字音6次（图6-5A、图6-5B）。

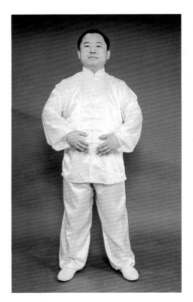 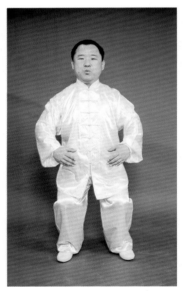

图6-5A 第三式：呼字诀　　　　图6-5B 第三式：呼字诀

┃ **动作要点** ┃

1. "呼"字吐气法：发声吐气时，舌两侧上卷，口唇撮圆，气从喉出后，在口腔形成一股中间气流，经撮圆的口唇呼出体外。

2. 两掌向肚脐方向收拢时吸气，两掌向外展开时口吐"呼"字音。

第四式：呬（sī）字诀

动作一 接上式。两掌自然下落，掌心向上，十指相对；目视前下方。

动作二 两膝缓缓伸直；同时，两掌缓缓向上托至胸前，约与两乳同高；目视前下方。

动作三 两肘下落，夹肋，两手顺势立掌于肩前，掌心相对，指尖向上。两肩胛骨向脊柱靠拢，展肩扩胸，藏头缩项；目视前斜上方。

动作四 微屈膝下蹲；同时，松肩伸项，两掌缓缓向前平推逐渐转成掌心向前亮拳，同时口吐"呬"字音；目视前方。

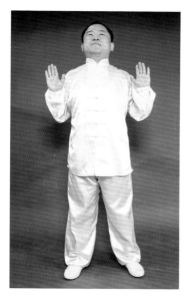

图 6-6A 第四式：呬字诀

动作五 两掌外旋腕，转至掌心向内，指尖相对，约与肩宽。

动作六 两膝缓缓伸直；同时屈肘，两掌缓缓收拢至胸前约 10cm，指尖相对；目视前下方。

动作七 两肘下落，夹肋，两手顺势立掌于肩前，掌心相对，指尖向上。两肩胛骨向脊柱靠拢，展肩扩胸，藏头缩项；目视斜前上方。

动作八 微屈膝下蹲；同时，松肩伸项，两掌缓缓向前平推逐渐转成掌心向前，并口吐"呬"字音；目视前方。

再重复动作五～动作八 4 遍。本式共吐"呬"字音 6 次（图 6-6A、图 6-6B）。

‖ 动作要点 ‖

1. "呬"字吐气法：发声吐气时，上下门牙对齐，留有狭缝，舌尖轻抵下齿，气从齿间呼出体外。

2. 推掌时，呼气，口吐"呬"字音；两

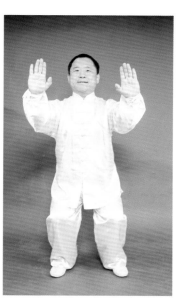

图 6-6B 第四式：呬字诀

掌外旋腕，指尖相对，缓缓收拢时鼻吸气。

第五式：吹（chuī）字诀

动作一 ● 接上式。两掌前推，随后松腕伸掌，指尖向前，掌心向下。

动作二 ● 两臂向左右分开成侧平举，掌心斜向后，指尖向外。

动作三 ● 两臂内旋，两掌向后划弧至腰部，掌心轻贴腰眼，指尖斜向下；目视前下方。

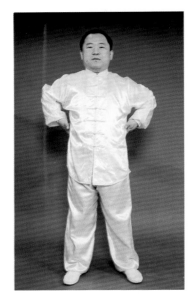

图 6-7A　第五式：吹字诀

动作四 ● 微屈膝下蹲；同时，两掌向下沿腰骶、两大腿外侧下滑，后屈肘提臂环抱于腹前，掌心向内，指尖相对，约与脐平；目视前下方。两掌从腰部下滑时，口吐"吹"字音。

动作五 ● 两膝缓缓伸直；同时，两掌缓缓收回，轻抚腹部，指尖斜向下，虎口相对；目视前下方。

动作六 ● 两掌沿带脉向后摩运。

动作七 ● 两掌至后腰部，掌心轻贴腰眼，指尖斜向下；目视前下方。

动作八 ● 微屈膝下蹲；同时，两掌向下沿腰骶、两大腿外侧下滑，后屈肘提臂环抱于腹前，掌心向内，指尖相对，约与脐平；目视前下方。两掌从腰部下滑时，口吐"吹"字音。

再重复动作五～动作八4遍。本式共吐"吹"字音6次（图 6-7A、图 6-7B）。

┃动作要点┃

1. "吹"字吐气法：发声吐气时，舌体、嘴角后引，槽牙相对，两唇向两侧拉开收紧，气从喉出后，从舌两边绕舌下，经唇

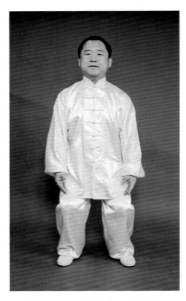

图 6-7B　第五式：吹字诀

间缓缓呼出体外。

2. 两掌从腰部下滑、环抱于腹前时呼气，口吐"吹"字音；两掌向后收回、横摩至腰时以鼻吸气。

第六式：嘘（xī）字诀

动作一 接上式。两掌环抱，自然下落于体前；目视前下方。两掌内旋外翻，掌背相对，掌心向外，指尖向下；目视两掌。

动作二 两膝缓缓伸直；同时，提肘带手，经体前上提至胸。随后，两手继续上提至面前，分掌、外开、上举，两臂成弧形，掌心斜向上；目视前上方。

动作三 屈肘，两手经面部前回收至胸前，约与肩同高，指尖相对，掌心向下；目视前下方。然后，微屈膝下蹲；同时，两掌缓缓下按至肚脐前。

动作四 两掌继续向下、向左右外分至左右髋旁约 15cm 处，掌心向外，指尖向下；目视前下方。从上动两掌下按开始配合口吐"嘘"字音。

动作五 两掌掌背相对合于小腹前，掌心向外，指尖向下；目视两掌。

动作六 两膝缓缓伸直；同时，提肘带手，经体前上提至胸。随后，两手继续上提至面前，分掌、外开、上举，两臂成弧形，掌心斜向上；目视前上方。

动作七 屈肘，两手经面部前回收到胸前，约与肩同高，指尖相对，掌心向下；目视前下方。然后微屈膝下蹲；同时两掌缓缓下按至肚脐前，目视前下方。

动作八 两掌顺势外开至髋旁约 15cm，掌心向外，指尖向下；目视前下方。从上动两掌下按开始配合口吐"嘘"字音。

再重复动作五～动作八 4 遍。本式共吐"嘘"字音 6 次（图 6-8A、图 6-8B、图 6-8C）。

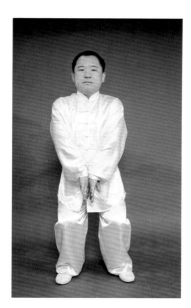

图 6-8A 第六式：嘘字诀

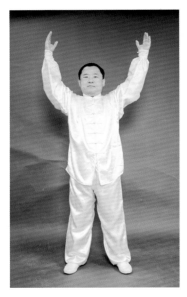
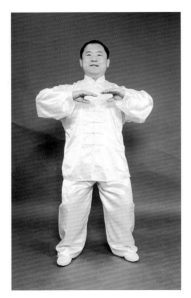

图 6-8B　第六式：嘻字诀　　　　　图 6-8C　第六式：嘻字诀

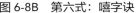

▎动作要点▎

1. "嘻"字吐气法："嘻"字音"xī"，为牙音，发声吐气时，舌尖轻抵下齿，嘴角略从后引并上翘，槽牙上下轻轻咬合，呼气时使气从槽牙边的空隙中经过呼出体外。

2. 提肘、分掌、向外展开、上举时鼻吸气，两掌从胸前下按、松垂、外开时呼气，口吐"嘻"字音。

收势

动作一 ● 接上式。两手外旋内翻，转掌心向内，缓缓抱于腹前，虎口交叉相握，轻覆肚脐；同时两膝缓缓伸直；目视前下方；静养片刻。两掌以肚脐为中心揉腹，顺时针 6 圈，逆时针 6 圈。

动作二 ● 两掌松开，两臂自然垂于体侧；目视前下方（图 6-9）。

『 动作要点 』

形松意静，收气静养。

顺着"嘘""呵""呼""呬""吹""嘻"的顺序，每字各念 6 遍，呼吸长短相等，即可治五脏之疾患，这是基本通用法。用与病症相应脏腑的字，如对肝火、肝气、肝阳念"嘘"字，可念 12～36 遍，呼长吸短。

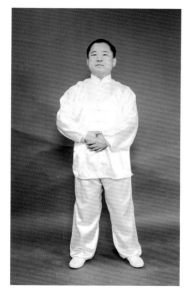

图 6-9　收势

第二节 练功法

预备式

两腿开立，与肩同宽，头端平，口微闭，调呼吸。含胸，直腰，蓄腹，松肩，全身自然放松。

第一式：五指挣力

动作一 屈肘，两掌上提至胸前，十指张开，指腹相对，掌心悬空。

动作二 十指相对用力，掌心悬空，如两掌之间抱一团气，双手缓慢下拉至脐水平，同时，缓慢屈膝下蹲呈马步。

动作三 十指微微松开，两掌上提至胸前，双膝缓慢站直。

重复动作一～动作三 8 遍（图 6-10）。

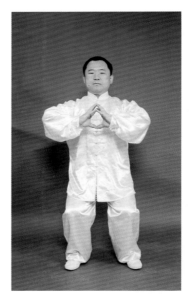

图 6-10 第一式：五指挣力

第二式：童子拜佛

动作一 接上式。双手合十，掌根相对。

动作二 两掌根相对用力挤压，双手缓慢下拉至脐水平，同时，缓慢屈膝下蹲呈马步。

动作三 两掌放松，上提至胸前，双膝缓慢站直。

重复动作一～动作三 8 遍（图 6-11）。

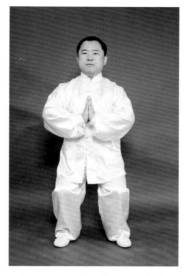

图 6-11　第二式：童子拜佛

第三式：三盘落地

动作一 接上式。双上肢自然下落与体侧，左脚向左前方跨一小步。

动作二 屈膝下蹲，同时，沉肩坠肘，两掌逐渐用力下按至环跳穴高度，两肘微屈，掌心向下，指尖向前，同时缓慢呼气。

动作三 双膝缓慢伸直，两掌上提至两髋处，同时缓慢吸气。

重复动作二～动作三 8 遍（图 6-12）。

动作四 左脚收回，右脚向右前方跨一小步。

重复动作二～动作三 8 遍。

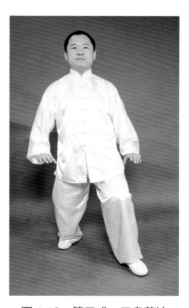

图 6-12　第三式：三盘落地

第四式：单手托天

动作一 ● 接上式。右脚收回至与肩同宽处，双手腹前翻掌，掌心向上，双手上托至胸前。

动作二 ● 左手向内翻掌至掌心向下，右手向外翻掌至掌心向上，左手下按，右手展肩伸肘上托至头顶。

动作三 ● 身体向左侧倾，同时，左手经体后向右后方推，右手经头顶向左上方推。

动作四 ● 身体站直，右臂从体侧落下，两掌托与腹前。

动作五 ● 向对侧重复动作二～动作四。

重复动作一～动作四 4 遍（图 6-13）。

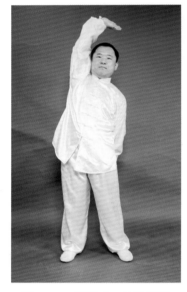

图 6-13　第四式：单手托天

低空拍球

动作一 单膝跪地（或半蹲）。

动作二 双手拿一篮球，放于身体右侧（或左侧）。

动作三 右手（或左手）连续匀速拍球1分钟。

左右手交替各 4 次（图 6-14）。

动作要点

1. 沉肩垂肘，手腕放松。

2. 球弹起时距地面不得超过 20cm。

3. 拍球频率不得少于每秒 3 次。

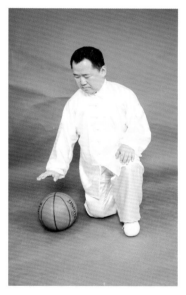

图 6-14　低空拍球